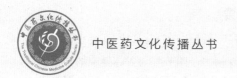 中医药文化传播丛书

U0297665

# 中醫名家

## 談節氣防病與文化

王琦题

总主编　张伯礼

主　编　毛国强

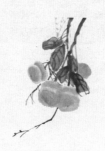

中国健康传媒集团
中国医药科技出版社

## 内 容 提 要

古往今来的养生家们都十分注重节气养生，并把"天人合一"的养生观作为不违天时、顺道而行的重要法则。为了深入探析二十四节气与人体健康的关系，揭示顺应二十四节气的防病方法，本书采访了 24 位全国知名中医名家，围绕不同季节、节气的自然变化，阐述二十四节气防病的科普内容，并结合节气文化、节气诗词、中医验方等，为百姓提供中医防病指南。全书文字通俗易懂，体例新颖别致，既注重知识性，更注重实用性。本书是一本集结中医大家、名家，向老百姓普及中医养生知识的科普读物，适合广大读者阅读。

**图书在版编目（CIP）数据**

中医名家谈节气防病与文化 / 毛国强主编 . — 北京：中国医药科技出版社，2021.2（2024.10重印）

（中医药文化传播丛书）

ISBN 978-7-5214-2193-4

Ⅰ . ①中…　Ⅱ . ①毛…　Ⅲ . ①二十四节气—关系—养生（中医）　Ⅳ . ① R212

中国版本图书馆 CIP 数据核字（2020）第 239417 号

**美术编辑**　陈君杞
**版式设计**　锋尚设计

出版　中国健康传媒集团｜中国医药科技出版社
地址　北京市海淀区文慧园北路甲 22 号
邮编　100082
电话　发行：010-62227427　邮购：010-62236938
网址　www.cmstp.com
规格　710×1000mm 　¹/₁₆
印张　21¹/₂
字数　285 千字
版次　2021 年 2 月第 1 版
印次　2024 年 10 月第 4 次印刷
印刷　天津市银博印刷集团有限公司
经销　全国各地新华书店
书号　ISBN 978-7-5214-2193-4
定价　79.00 元

获取新书信息、投稿、为图书纠错，请扫码联系我们。

# 本书编委会

**主　编**　毛国强

**副主编**　耿晓娟　孔令彬　赵　兵

**编　委**（排名不分先后）

于春泉　张海涛　白迪迪　段懿洲　杨一丹　安岩峰

薛晓娟　孙桂龙　付殿贵　于璐璐　李　霄　黄　明

吕　玲　熊　可　冯　睿　金鑫瑶　高　丹　于亚君

王渝鑫　昝树杰　崔　泽　乔晨曦　张　瑾　马　泰

郑文科　郑燕飞　朱广丽　苏玉珂　石　陨　于宇峥

侯荣惠　刘树松　刘小发　刘　炽　谭先杰　付长庚

**鸣谢参加访谈的24个中医名家**（按节气排序）

王　琦　栗锦迁　李佃贵　孙光荣　马　融　褚国维

刘敏如　张大宁　路志正　唐　方　陈可冀　贾英杰

张伯礼　崔乃强　吴深涛　刘桂颖　曹克光　张曾譻

颜　红　杨洪涛　张庚扬　毛静远　石学敏　韩景献

传承传播中医文化
利国利民利家。

吴咸中

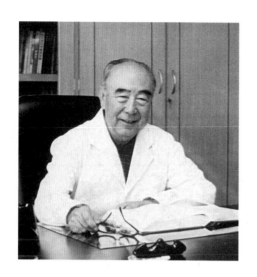

中国工程院院士、国医大师
## 吴咸中

　　吴咸中，1925年8月出生，教授，博士生导师，主任医师，中国工程院院士，第一批国家级非物质文化遗产项目中医生命与疾病认知方法代表性传承人，国家首批"国医大师"，现任天津市中西医结合研究院院长、天津市南开医院名誉院长。自1959年起开始进行系统的中西医结合急腹症临床与基础研究工作，创建天津市中西医结合急腹症研究所。通里攻下法在腹部外科中的应用与基础研究，使中医学的古老学说得到科学阐明，为现代医学防治肠梗阻及腹腔感染等危急重症提供了可行的干预方法，成为中西医结合领域的标志性成果。曾先后获得国家科技进步二等奖、天津市重大科技成就奖、香港柏宁顿基金会孺子牛金球奖、中国中医药学会成就奖和中国医院协会"大医精诚"奖、中国中西医结合学会终身成就奖、全国中医药杰出贡献奖等。

弘扬中医文化

传播防病理念

石学敏

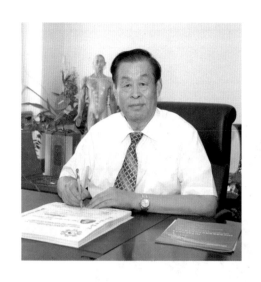

中国工程院院士、国医大师

# 石学敏

石学敏，1938年出生。著名中医、针灸学专家，中国工程院院士，国医大师，国家级非遗项目针灸代表传承人，现代中国针灸奠基人。获得全国中医药杰出贡献奖，全国先进工作者、全国优秀医院院长、国家卫生健康委员会（简称"国家卫健委"）"中国好医生""最美医生"等荣誉称号。中国针灸学会授予"中国针灸传承贡献奖"。现任天津中医药大学第一附属医院名誉院长、教授、主任医师、博士生导师，中国针灸学会高级顾问，国家有突出贡献专家，天津市授衔针灸学专家。

石学敏院士是天津中医药大学第一附属医院针灸学科带头人。他从事针灸学和老年医学的临床、科研及教学工作已愈60年，始终如一地坚持继承发展和弘扬中国传统医学，坚持"中西结合、融西贯中"、针药并用、形神兼备；创立的醒脑开窍针刺法治疗中风病取得了显著疗效。他率先提出针刺手法量学理论，对捻转补泻手法确定新定义和量化操作，使传统针刺手法向规范化、量化发展；开发了治疗脑血管疾病的新药脑血栓片、丹芪偏瘫胶囊等。

守正中医文化，
创新健康理念。

张伯礼
庚子·秋

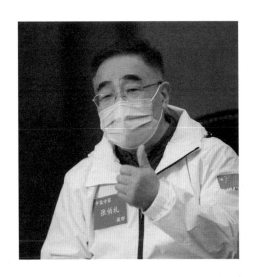

"人民英雄"国家荣誉称号
中国工程院院士、国医大师
# 张伯礼

张伯礼，男，1948年2月出生，天津市人。中国工程院院士，国医大师，中医内科学专家，天津中医药大学名誉校长、教授、主任医师，中国中医科学院名誉院长。国家有突出贡献中青年专家，国家"重大新药创制"专项技术副总师，国务院医改咨询专家委员会委员，教育部医学教育专家委员会副主任。获全国先进工作者、全国优秀科技工作者、全国中医药杰出贡献奖、全国教书育人楷模、教学大师奖等称号。

张伯礼院士积极推进中医药现代化研究，参加国家中医药现代化顶层设计，参加起草了《中医现代化科技发展战略》《中药现代化发展纲要》等文件，作为全国人大代表提出《发展中医药健康服务业规划》等数十项议案和建议，提出并推动了《中华人民共和国中医药法》的颁布实施。

2020年初，作为中央疫情防控指导专家组成员，张伯礼院士赴武汉指挥中医药抗击新型冠状病毒肺炎（简称"新冠肺炎"）疫情，提出中西医防治方案，指导中医药全程介入新冠肺炎救治，为疫情防控和推动中医药事业传承创新做出突出贡献。2020年9月，被授予"人民英雄"国家荣誉称号。

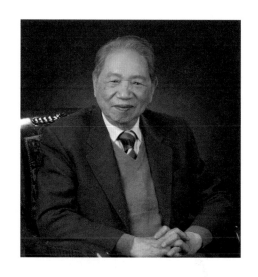

中国科学院院士、国医大师

# 陈可冀

　　陈可冀，1940年出生，中西医结合医学家，中国科学院院士。现任中国中医科学院名誉首席和终身研究员，世界卫生组织传统医学顾问，国家中医心血管临床医学研究中心主任，国家中医药管理局专家咨询委员会委员，世界中医药联合会高级专家顾问委员会副主席，北京大学医学部兼职教授，中国中西医结合学会名誉会长等。他长期从事心血管病及老年医学临床及基础研究，擅长治疗心血管病和老年病。其血瘀证与活血化瘀研究获国家科技进步一等奖，证效动力学研究心血管血栓性疾病瘀毒病因的创新研究荣获国家科技进步二等奖，清代宫廷原始医案研究获古籍整理金奖，川芎嗪（四甲基吡嗪）及去甲乌药碱获国家卫生和计划生育委员会（简称"国家卫生计生委"）甲级成果奖，先后获爱因斯坦世界科学奖、首届立夫中医药学术奖、求是奖及何梁何利科技进步奖等，为促进中西医结合及中医药现代化做出了贡献。

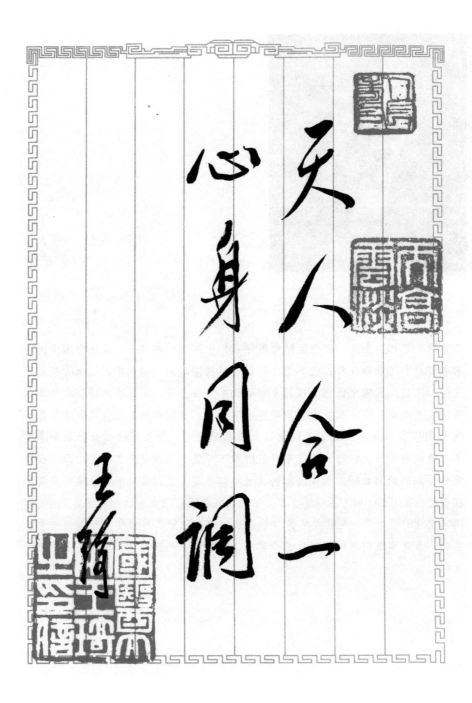

天人合一

心身同調

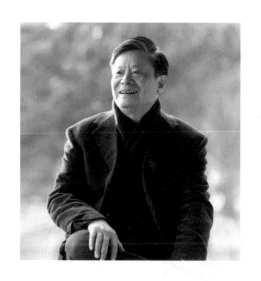

中国工程院院士、国医大师
# 王 琦

　　王琦，男，1943年2月生，江苏高邮人，中国工程院院士，国医大师。现任北京中医药大学终身教授、主任医师、研究员、博士生导师，北京中医药大学国家中医体质与治未病研究院院长，第四届中央保健委员会会诊专家，国际欧亚科学院院士，中华中医药学会中医体质分会主任委员，世界中医药学会联合会体质研究专业委员会会长，中国医疗保健国际交流促进会中医分会主任委员，国家中医药管理局中医体质辨识重点研究室主任，全国老中医药专家学术经验继承指导老师，中医药传承博士后合作导师，国家重点基础研究发展计划（"973"计划）首席科学家，享受国务院政府特殊津贴的有突出贡献专家。

　　王琦教授构建并完善了中医体质学、中医男科学、中医藏象学、中医腹诊学四大学术体系，开拓了中医原创思维、中医未病学等新的学科领域。获全国优秀科技工作者称号、首都劳动奖章、何梁何利基金科技进步奖，2014年获中华中医药学会终身成就奖，2018年获中国（澳门）中华中医药杰出贡献终身成就奖，2019年获全国中医药杰出贡献奖。

稳行致远

刘昌孝光二〇二〇年
十二月二日

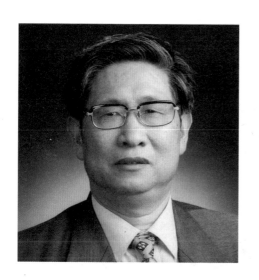

中国工程院院士

# 刘昌孝

刘昌孝，中国工程院院士、研究员、博士研究生导师、天津药物研究院名誉院长、终身首席科学家和学术委员会主任，释药技术与药代动力学国家重点实验室主任，并担任国务院发展中心健康中国促进网中医药院士专家中心主任、国家药品监督管理局中药监管科学研究中心专家委员会主任、中国药学会常务理事、中国医学科学院学部委员、天津药学会会长和天津学会学研究会理事长。

刘昌孝院士为我国药代动力学的学科开拓者和学科带头人之一，从事药理学、药代动力学和现代中药研究50余年。承担包括国家"973"课题、国家科技部国际合作项目、国家重大专项课题、国家自然科学基金重点项目等国家重大研究项目50余项。曾获得中国香港紫金花医学成就奖、全国优秀科技工作者称号、中国药学会突出贡献奖和世界中医药联合会中药分析与标准终身成就奖。

西醫很強大，
中醫很偉大，
中西醫結合會
厲害了！

二〇二〇年五月
墨和

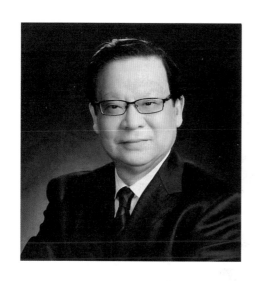

中国工程院院士
郎景和

郎景和，1940年出生，中国工程院院士，主任医师，教授，博士研究生导师，擅长子宫内膜异位症、生殖道畸形、妇科肿瘤、疑难妇科疾病的诊治。他从事妇产科医疗、教学、科研近50年，临床经验丰富，技术全面。对子宫内膜异位症发病机制进行研究，他提出"在位内膜决定论"和"源头治疗说"，并对卵巢癌淋巴转移的研究及对妇科内镜手术、子宫颈癌防治、女性盆底障碍性疾病的诊治及基础研究均有突出贡献。他发表学术论文200余篇，个人专著3部，主编和副主编专著8部。1986～1993年曾任北京协和医院副院长，现任中华医学会妇产科学会主任委员，《中华妇产科杂志》总编，第五、六届中国妇产科肿瘤学组执行主席，中国科普作家协会副理事长，中华医学会主任委员，《健康世界》主编，中国作家协会会员。

中医文化源源流长
造福人类永盛不衰

张大宁
庚子夏日

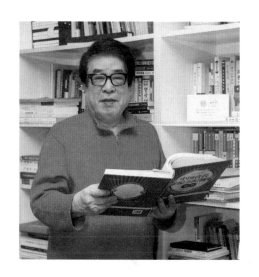

国医大师

# 张大宁

张大宁，1944年出生，国医大师，中央文史馆馆员，国际欧亚科学院院士，中医肾病学的奠基人，连续五届担任中央领导的保健医生，被评为优秀中央保健医生。1998年，经中国科学院提名、国际天文学会批准，将中国科学院发现的8311号小行星命名为"张大宁星"。他编著了我国第一部《实用中医肾病学》和《中医肾病学大辞典》；提出的"肾为人体生命之本""心——肾轴心系统学说""补肾活血法"等理论已为中西医学术界所公认。他曾获国家各种奖励，曾任第七、八届全国政协委员，第九、十、十一届全国政协常委，第十一届全国政协教科文卫体委员会副主任，中国农工民主党第十二、十三、十四届中央副主席，天津市政协第十二届副主席，现任天津市中医药研究院名誉院长、中国中医药研究促进会会长、全国中医肾病学会终身荣誉主任委员。

庚子季春清和月

閑來無事不從容
睡覺東窗日已紅
萬物靜觀皆自得
四時佳興與人同

程顥·偶成

道通天地有形外
思入風雲變態中
富貴不淫貧賤樂
男兒到此是豪雄

廣州滋菁路志正

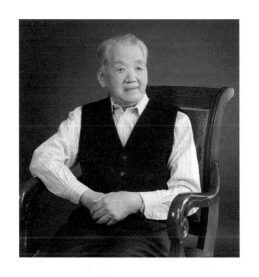

国医大师

路志正

　　路志正，1920年出生，河北省人，中医临床学家，现任中国中医科学院主任医师、教授、资深研究员、博士、博士后指导导师，全国名老中医药专家学术经验继承工作指导老师，《世界中西医结合杂志》主编。曾任第六、七、八届全国政协委员，医疗卫生体育委员会委员，中华人民共和国药典委员会委员，国家药品监督管理局新药评审委员会第一、二、三届委员，国家中药品种保护委员会委员，国家卫健委药品评审委员会委员，北京中医学会理事、副理事长、顾问，《北京中医》《中医杂志》《中华中医药杂志》编辑等职；2008年被评为国家级非物质文化遗产传统医药项目代表性传承人；2009年先后被授予"首都国医名师"和"国医大师"称号。先后荣获中央保健"先进个人""突出贡献"和"优秀专家"奖。

正氣存內
邪不可干

黃帝內經素問句

時在庚寅夏 董吉清仁

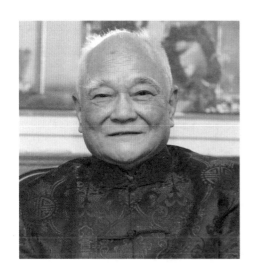

国医大师
李济仁

　　李济仁（1931.1—2021.3），皖南医学院附属弋矶山医院主任医师、终身教授，首届国医大师，首批全国500名老中医，首批国家名老中医学术经验继承人指导老师，首批中国百年百名中医临床家，首批国务院特殊津贴获得者。他为国家级非物质文化遗产"张一帖"的传承人，带领学生还原了668位新安医家和400余部新安医籍的原貌，并提出"痹痿统一论"等系列学说，制定辨治顽痹四法，精擅内、妇科疑难杂症，尤擅痹病、痿病、肿瘤等顽疾治疗，有《济仁医录》等专著10余部，论文百余篇，并参编《内经》《中医基础理论》等高等学校规划教材。2016年获全国十大最美医生，首届全国文明家庭。2017年7月24日，李济仁获第六届全国道德模范提名奖。

天地氤氲　萬物化醇
球璣運轉　宇宙誕儀
地理天道　節氣明分
四季自然　穀到順成、

春生夏長　秋收冬藏、
種子的候　行宇肇揚
世間紛擾　疾病气常
順應節氣　百患逃逸

——四言八句道理節氣

劉敏如　撰書
庚子年農曆三月

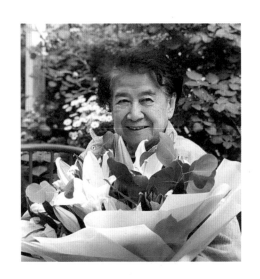

国医大师
# 刘敏如

刘敏如，1933年出生，成都中医药大学教授、博士生导师，享受国务院政府特殊津贴专家，中华中医药学会顾问，全国中医妇科专业委员会荣誉主委，"巾帼建功"全国教育系统标兵，"巾帼建功"英模，四川省首届优秀科技工作者，四川省首届名中医。曾任国务院学位委员会学科评议组成员，第八、九届全国政协委员，中国农工民主党中央常务委员，四川省中医药管理局副局长（兼），中华中医药学会副会长，四川省学术技术带头人，中国中医药学会妇科专委会主任委员，四川省科学技术学会常委，四川省重点建设学科中医妇科学学术带头人，北京中医药大学客座教授，广州中医药大学客座教授，香港中文大学中医学院顾问，澳门中国中医药文化研究促进会首席专家，澳门中华中医药学会荣誉教授。

平調陰陽

治病之宗

庚子年夏 褚國維

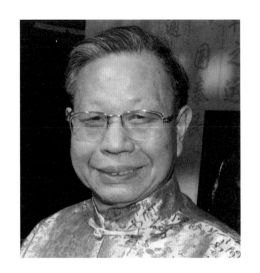

国医大师
禤国维

  禤国维，1937年出生，主任医师，教授，博士研究生导师，广东省名中医，享受国务院特殊津贴，人事部、国家卫健委、国家中医药管理局确定的第二批继承工作的老中医专家，曾任广东省中医院副院长兼皮肤科主任、广州中医药大学第二临床医学院副院长。他先后获得国医大师、南粤楷模、和谐中国十佳健康卫士、全国优秀教师等荣誉称号，广州中医药大学学位委员会委员，《广州中医药大学学报》编委，《新中医杂志》编委，中国中医药学会外科学会副主任委员，广东省中医药学会皮肤科专业委员会主任委员，广东省中西医结合学会皮肤性病专业委员会顾问。

中醫養生大道揚陰陽平衡
是總綱順應四時避邪毒無病先
防等一庄内外環境需中和氣血充
盈且調暢食養藥養與術養為法
歸宗合則安

庚子仲夏

孫光榮 敬題

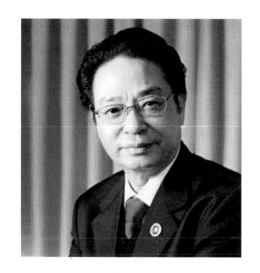

国医大师
孙光荣

孙光荣，1941年出生，国医大师，主任医师，教授，研究员，从事中医临床59年，现为中央保健专家组成员，国家中医药管理局改革发展咨询专家委员会委员，国家中医药管理局优秀中医临床人才研修项目培训班班主任，北京中医药大学文化研究院院长，湖南中医药大学顾问兼中医学院名誉院长，我国著名中医药文献学家和中医临床家，中医药现代远程教育创始人之一，同时兼任中华中医药学会常务理事、学术委员会副主任委员、中医药文化分会学术顾问等，全国、北京市老中医药专家学术经验继承工作指导老师，国医大师孙光荣学术经验传承工作室指导老师，全国名老中医药专家孙光荣传承工作室建设专家，享受国务院政府特殊津贴专家，擅长治疗中医内科、妇科疑难杂症，全国中医药杰出贡献奖获得者。

顺四时而慎起居，依节气
而调阴阳，为养生之机钥

李佃贵

庚子年孟夏

李佃贵印

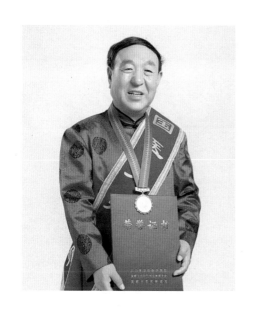

国医大师
李佃贵

　　李佃贵，1950年出生，教授，主任医师，博士生导师。全国劳动模范，第三届国医大师，首届中医药高校教学名师，全国中医药杰出贡献奖、纪念中华人民共和国成立70周年纪念章获得者，河北省应对新冠肺炎中医药专家组顾问，享受国务院政府特殊津贴专家，全国名老中医药专家学术经验继承工作指导老师。从事中医临床工作50余年，尤其擅长脾胃病的治疗，首创"中医浊毒理论"，指导治疗多种疑难杂症，疗效显著。指导、发表科研论文400余篇，主编各类院校教材10余部，学术专著40余部。

# 张序

2020年年初，新冠肺炎疫情在国内蔓延，在党中央的坚强正确领导下，全国人民万众一心，投入到这场疫情防控的阻击战中。仅仅不到两个月的时间，全国范围内的疫情已基本被控制。作为中央督导组专家，我在一线经历了战疫的全过程。回顾这几个月的新冠肺炎治疗过程，中医药全程参与，在战疫中发挥了重要作用。来自全国29个省的院士、专家和4900余名中医药人员驰援湖北，组建5批国家中医医疗队，以中医药治疗为主承包了武汉江夏方舱医院；全国和湖北省使用中医药占比均达90%以上，尤其是在全面严格隔离中推行"中药漫灌"、普遍服用中药、中医药进方舱、重症患者中西医结合救治、恢复期中西医结合康复治疗5个方面做出了重要贡献；同时，还向数十个国家和地区援助中医药方、中成药等，与世界共享中医药抗疫经验，为全球抗疫做出中医药的贡献。

中医药在3000年的防治疫病实践中积累了丰富的成功经验，形成了完备的理论体系，是祖先留给我们的宝贵财富。此次中医药在抗击新冠肺炎疫情中打了一场漂亮仗。在没有特效药、没有疫苗的情况下，我们有有效的中医药方案，显著降低了由轻症转为重症的比率，提升了治愈率，降低了死亡率，成为"中国方案"的亮点。

2020年6月2日，在北京人民大会堂，习近平总书记主持召开专家座谈会并发表重要讲话。我代表中医药界向总书记汇报了中医药在疫病防治中的工作和贡献。习总书记讲，中西医结合、中西药并用，是这次疫情防控的一大特点，也是中医药传承精华、守正创新的生动实践。中医药在抗击新冠肺炎时发挥了重要作用，全国人民都看到了。听了总书记的肯定，我十分激动，全国中医药人都感到无上光荣和自豪。

中医药学源远流长，它凝聚了中华民族宇宙观、生命观、人生观的精华，同时也吸收了其他学科的知识成果。几千年来，中医药文化硕果累累，名医辈出，一直守护着中华儿女的身心健康。中医药的价值不仅体现在精深的医学知识，还体现在丰厚的文化内涵。中医药文化具有强大的生命力和持续的创造力，是理解和传承中华优秀传统文化的重要抓手。

《中华人民共和国中医药法》的颁布、国务院发表《中国的中医药》白皮书，标志着中医药发展上升为国家战略，中医药事业进入新的历史发展时期。2019年10月，全国中医药大会在北京召开。习近平总书记对中医药工作做出重要指示。他指出，中医药学包含着中华民族几千年的健康养生理念及实践经验，是中华文明的瑰宝，凝聚着中国人民和中华民族的博大智慧。习总书记强调，要遵循中医药发展规律，传承精华，守正创新，为建设健康中国、实现中华民族伟大复兴的中国梦贡献力量。

中医药是中华优秀传统文化的重要组成部分，需要我们好好传承与保护。在中共中央国务院发布的《关于促进中医药传承创新发展的意见》中，特别提出要实施中医药文化传播行动，把中医药文化贯穿国民教育始终，中小学进一步丰富中医药文化教育，使中医药成为群众促进健康的文化自觉。因此，我们要通过多种形式向广大民众传授基本的中医药文化知识，使他们了解中医药在日常生活、传统习俗、文学艺术等方方面面的文化内涵，尤其要在广大青少年心中播撒下热爱中医药文化的种子。2020年6月1日，我特别给天津市中医药文化进校园试点校学生们回信，勉励他们利用素拓课多学习中医药文化知识。

可喜的是，2017年至今的4年多时间里，在天津市卫生健康委员会、天津市中医药管理局、天津市教育委员会的高度重视和大力支持下，天津中医药大学获得包括"中医药文化进校园"在内的十余个中医药文化传承课题立项资助。与此同时，由天津市卫生健康委员会与我校共建，我校文化与健康传播学院院长毛国强教授领衔的天津市中医药文化研究与传播中心，积极开展中医药文化研究工作，组织了形式多样的中医药文化主题大众传播活动，全国首套《中医药文化传播丛书》即是其中的重要成果。2019年，这套丛书的第一辑正式出版，包括《中医药文化精选读本》(小学版)、《中医药文化精选读本》(中学版)、《中医名家谈节气养生与文化》、《中医药文化概览》(英文版)、《读故事，识本草——中药入门读本》(中英双语版)5个分册。这5册书的读者范围涵盖青少年、中老年以及外国留学生和来华工作、旅行者，可以成为国人乃至世界了解和学习中医药文化的好帮手。今年，中医药文化传播中心团队师生再接再厉，在不到一年的时间里推出《中医药文化传播丛书》(第二辑)，包括《中医名家谈节气防病与文化》《天津市中医药文化发展报告（2016-2020）》《全国中医药文化进校园研究与实践》。

《中医名家谈节气防病与文化》系去年出版的《中医名家谈节气养生与文化》的"姊妹篇"。两本书珠联璧合，相辅相成，以中医的理念、方法帮助读者朋友们养生保健，预防疾病。此书仍然是我校团队邀请中医名家在天津《中老年时报》颐寿专栏刊稿的基础上扩展而成，倾注了包括6名院士、9名国医大师，10余位全国、省级名中医等众多中医名家的心血。他们将医学知识用通俗易懂的话语、生动形象的表述，为读者悉心讲授节气防病的要诀。值得一提的是，编著者在这部书中进一步增加了节气民俗、节气诗歌的篇幅，尤其是非常荣幸地邀请到海内外享有盛名的古诗词大家叶嘉莹先生为此书专门挑选了她写的4首关于春夏秋冬的诗作，还新增了药名诗词的内容，这些都为新作增添了不少色彩。相信读者在了解节气防病知识的同时，能够真切地感受到中医药文化与中华优秀传统文化之间的那种水乳交融、血脉相通的联系。我相信，在后疫情时代，人们更注重中医养生与防病，相信这部本书一定会大受欢迎。

《天津市中医药文化发展报告（2016-2020）》以事实和数据为依

据，深入梳理、总结和分析"十三五"期间天津市中医药文化发展中的重要成果、存在的问题，探索发展思路，提出解决方案，对将来更好地进行中医药文化发展与推广有较高的学术价值和指导意义。这本书的出版，体现了中医药文化研究与传播中心团队的使命与责任担当，值得肯定。

《全国中医药文化进校园研究与实践》紧紧围绕面向青少年的中医药文化传承做文章，是天津中医药大学"中医药文化进校园"项目组连续4年持续推进此项工作的结晶。此书既有理论探讨，又有实践总结；既立足天津，又放眼全国；既给出具体结论，又提供文献线索，可以说是我校"中医药文化进校园"项目组数年来研究与实践的一次阶段性的汇报，但愿能够抛砖引玉，达到与全国同道交流的目的。

《中医药文化传播丛书》（第二辑）的编写和出版，一如既往地得到众多中医药人、社会各界的帮助和支持。参与编写工作的我校老师、12名中医学博士生全情投入，认真负责，较好地完成了既定任务。

丛书即将付梓，希望能为中医药传承精华，守正创新，为健康中国建设、为提升人民群众健康素养做出贡献，同时也恳望得到大家的批评指正，以利改进。

中国工程院院士

天津中医药大学校长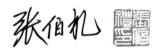

2020年11月于天津团泊湖畔

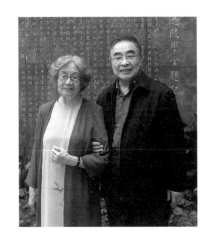

# 向张伯礼院士致敬
——兼谈我与张院士之结识及蒙其救治我的一次恶疾的一段因缘

　　张伯礼院士是一位著名的中医师，此自为举世之所共知。但其实张院士还是一位旧学根柢深厚的诗人。张院士喜爱中国旧诗，遂经人介绍而与我相识。其后不久，张院士就邀请我到他所主持的天津中医药大学做了一次关于唐代诗歌的讲演。有一件事给我印象极为深刻，就是在张院士向听众们做完我的介绍后，我已经开始站起来讲演时，张院士竟然不肯落座。我讲了两个多小时，张院士竟然笔直地站立了两个多小时，张院士为人之诚笃以及其对于诗歌的尊敬和爱好，给我留下了深刻的印象。而我对于张院士作为一位医师的仁心仁术的品格和钦仰，更是与日俱增。

　　及至2019年的3月中旬，我突然发作了一场性命攸关的恶疾——筋膜炎。起因只是当日我穿了一双裤袜，在腰部偶然割破了一个极小的伤口，我当时未加注意。晚间还如常在浴盆中洗澡，一切都安然无事。谁想到当我要上床休息时，双手在床边一撑，竟突然感到胸腔一阵剧痛，而且夜间又发作了一次，真是令人痛不欲生。及至第二天上午疼痛稍减，我就到天津中医药大学第一附属医院诊治，当时张院士不在天津，主治医师说要先给胸腔内部做个透视，而因为多年前，我曾经因跌伤锁骨而用金属物接骨，故必须到天津骨科医院做透视。经过诊断，胸内没有新的骨折，诊断为筋膜炎，主治医师以为此种病应当卧床不动，让我立即住院治疗，但我听说有人因此而最终卧床不起，遂不肯留住医院，想等待张院士回津，以中医方法调理医治。及至张院士返回天津时，我已经有数日未曾大便，张院士以为必须通便，遂决定用芒硝通便，果然大便得通，而且咳出了很多黑色的浓痰，我想那一定是胸腔内部积存的受伤后的血块。不过胸中积存的血痰虽然咳出，我却因为得此恶疾，而患了恶性失眠之症。每晚吞食安眠药，虽然药量加倍，也不能成眠，白天虽然已经可以起床站立，但双目竟然失明，从外面看，眼睛的外表如常，只是不能见物，我自己觉得双目只是两个黑洞，又经张院士调理，双目始得恢复视力。从此以后，张院士遂成了我长年的保健医师，真有如古人所说的有恩同再造之感。

最近一次使我感激的，是在旧年除夕前一日。我原来每年的除夕，都邀请朋友和同学们来我家聚会，一同守岁。恰好张院士来看望我，听说我要邀人聚会，立刻告诉我说武汉发生了疫情，要我立刻通知朋友们把除夕的聚会取消了，而我随即就听说张院士自己已经飞往武汉去参加抗疫的"战斗"了。

就在张院士已经去了武汉以后，有一天夜里我突然发生了上吐下泻的情况，于是让我的秘书打长途电话，向张院士请教紧急治疗的方案，听了张院士的指示，果然两天以后，就痊愈了。

其后不久，又听说张院士因为过于劳累，引发了胆囊的旧疾，行了切除胆囊的手术，而张院士却于手术后的第三天就又投入到武汉抗疫的医疗工作中了，他还戏说自己把胆留在了武汉，这叫"肝胆相照"。我对张院士的医术与医德，以及其坚毅的精神实在钦佩不已。

而当我在阅读报刊所登载的关于张院士的报道中，除了那些感人的事迹以外，还发现了一些极为使我感动和惊喜的信息，那就是张院士极为敏锐的诗人之感受和才情。

张院士在飞往武汉之时，一上飞机就写了一首调寄《菩萨蛮》的词作，题目是《战冠厄》，词曰：

疫情蔓延举国焦，初二星夜奉国诏。
晓飞江城疾，疫茫伴心惕。

隔离防胜治，中西互补施。
冠魔休猖獗，众志可摧灭。

其后到了元宵节，张院士又写了一首五言古诗，诗云：

灯火满街妍，月清人迹罕。
别样元宵夜，抗魔战正酣。
你好我无恙，春花迎凯旋。

在武汉大学里，有一个最有名的景区，就是东湖的百花楼。而这一次，张院士也曾为抗击疫情而在这座楼里工作，所以在此写有一首诗，诗云：

东湖立春明媚苏，阳气升发疫魔屠。
正是国难共担时，百花楼里大运筹。

他又曾经在武汉下雪时，写过一首《校园雪景》，诗云：

望雪覆校舍，东湖思团泊。
阴雨何如雪，早归须伏魔。

切除胆囊时，张院士也写了一首诗，题为《弃胆》，诗云：

抗疫战犹酣，身恙保守难。
肝胆相照真，割胆留决断。

最后抗疫之战结束时，张院士也写了一首诗，题曰《归辞》，诗云：

山河春满尽涤殇，家国欢聚已无恙。

两月敢忘江城苦，十万白甲鏖战忙。

黄鹤一眺三镇秀，龟蛇两岸千里黄。

降魔迎来通衢日，班师辞去今归乡。

从这些诗作来看，张院士毫无疑问是一位富有仁心与锐感的诗人。不过，中国旧体诗有许多平仄格律的规定，张院士只要对这些格律稍加了解，就会是一位很好的诗人了。诗的格律简单，而诗人的气质与修养难得，张院士已经具备了诗人的气质与修养，只要对格律稍加理解，就可以更臻完美了。我对于张院士作为医生的仁心仁术与作为诗人的感锐情真都极为钦赏，写此短文，谨向张院士致以崇高的敬意。

在我病愈之后，我曾经写了一首诗向张院士表示感谢之意。诗如下：

妙手岐黄世共知，杏林偏爱古诗词。

仁心才思双无价，唯有精诚乃大师。

张院士在天性禀赋方面，最为难得的一点就是他的仁厚与真诚。而当他在武汉因劳累过度而引发胆囊炎时，更为难得的是他立即决断，要把胆囊切除并留下来继续工作。这种勇者的精神，更为他仁厚的本质增加了一种亮丽的光彩。

作为蒙张院士治愈恶疾的一个患者，谨向张院士致以崇高的敬意。

欣闻张院士总主编的《中医名家谈节气防病与文化》即将出版，谨以此作为推介序。

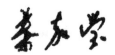

二〇二〇年四月十五日

　　中医药是中华民族的瑰宝，中医药文化是中华优秀传统文化的重要组成部分。2020年是不平凡的一年，新冠肺炎疫情席卷全球。中医药在此次抗击新冠肺炎疫情中发挥了重要的作用，得到了人们的高度关注和青睐。然而，由于一些公众对中医药的认知度较低，缺乏中医防病知识等诸多因素影响，对中医药的养生、防病作用尚存疑惑。甚至出现"中医黑"现象。

　　作为天津市中医药文化研究与传播中心荣誉主任，天津中医药大学校长张伯礼院士在繁忙工作之余，特别重视中医药文化传承与传播、中医药的科学普及。他指出，中医药文化要通过各种人们乐于接受、易于接受的方式来表达。在他的倡导下，天津中医药大学文化与健康传播学院、中医药文化研究与传播中心近3年来与《中国中医药报》《今晚报》《中老年时报》等专业、大众媒体合作，合办了"中医药文化专刊""中医名家谈养生""天津市中医药非物质文化遗产项目展示"等专栏，尝试着让中医药更接地气，向大众传播浅显易懂的中医药知识，弘扬中医药文化，收到了很好的效果。

　　在天津中医药大学"双一流"建设中，特别设有"文化传承与创新"板块，由校宣传部、博物馆、文化与健康传播学院、中医药文化研究与传播中心团队等承担任务。经过几年建设，中医药文化大众传播研究与实践取得了诸多可喜的成果。其中成果之一就是2019年9月编辑出版了全国第一套《中医药文化传播丛书》（第一辑），其中一本书是由中国健康传媒集团中国医药科技出版社出版的《中医名家谈节气养生与文化》，是国内首部以二十四节气中医养生与文化为核心内容的书籍。该书的总策划、总主编，中国工程院院士、"人民英雄"国家荣誉称号获得者张伯礼教授，对《中医名家谈节气养生与文化》编写给予了许多关心和具体指示，从内容组织、版面设计，到专业审核、出版等环节一一过问指导。参与该书访谈的专家包括4名院士、10多位国医大师，凝聚着如此众多中医大家养生智慧的中医药健康科普书籍，在国内尚属首次。阅后许多业内人士一致认为，此书科学严谨、内容权威、图文并举、通俗易懂，是一部值得认真阅读的难得的好书！读者对其评价亦颇高，此书荣获2019健康天津科普作品大赛最高且唯一的特别奖、2020年天津市优秀科普作品奖。作为编委会成员，我们倍感欣慰和鼓舞。

在出版《中医名家谈节气养生与文化》之后，张伯礼校长立即对其"姊妹"书籍的编写提出具体的指示。2020年新冠肺炎疫情发生后，他指出，后疫情时代人民群众对中医养生、中医防病必将有更加迫切的需求，要满足公众对中医养生与中医文化的需求。在张伯礼校长的指导下，我们仅用不到一年时间推出了这部《中医名家谈节气防病与文化》。

《中医名家谈节气防病与文化》在延续《中医名家谈节气养生与文化》科学性、权威性、通俗性、文化性的同时，还在以下两个方面有所拓展和提升：一是有更多的医学大家参与其中，或接受访谈，或为此书题词，站脚助威。包括张伯礼院士在内，吴咸中、石学敏、刘昌孝、王琦、陈可冀、郎景和7名院士，李济仁、张大宁、路志正、刘敏如、禤国维、孙光荣、熊继柏、李佃贵9名国医大师一一加盟。读者甫一开卷，便能在墨香中体悟更多、更有哲理的健康箴言。二是书中的文化气息更为浓郁。本书在"延伸阅读"中延续了上部书中节气诗词、民俗的内容，新加入了由我学院文化传播教研室段懿州老师创作的"二十四节气坐功图"，并配有锻炼说明。另外，书中所附节气诗词的数量也大大增多，增添了中国古代24首中药名诗词。值得一提的是，古诗词大家叶嘉莹先生贡献了几首四季诗作，还收录了张伯礼院士所作的节气诗词。读者在领略中医药文化博大精深的同时，也能欣赏诗词之美，可谓古今诗词交织、中医药文化与节气文化、诗词文化交融，定会令读者爱不释手！

古往今来的养生家都把"天人合一"的养生观作为不违天时、顺道而行的重要法则，二十四节气与人体健康的关系非常密切。本书所采访的24位全国知名中医专家，围绕不同季节的自然变化，阐述二十四节气防病的科普内容，就是要与此前的《中医名家谈节气养生与文化》一书相辅而行，共同为读者的健康保驾护航。

天津市卫生健康委及中医处、天津中医药大学各位校领导都对该书给予了关注、支持与鼓励。为此书付出的院士、国医大师、全国名中医等顾问专家，中医学、新闻传播学界、业界的咨询专家，以及他们的秘书，在此书题词、访谈内容、核校等方面也给予诸多帮助。天津中医药大学文化与健康传播学院、中医学院一些老师在繁忙的教学科研工作之余，积极完成该书的调研、策划、编写和校对工作。中国医药科技出版社各位责任编辑为此书的出版付出了很多心血。在此，代表编委会一并表示诚挚的敬意和谢意。

我们力求再度编撰一部为大家提供健康知识的好书，也希望它在传播中医药文化、提高公众健康素养方面继续发挥应有的作用。然而因水平所限，书中难免有不妥之处，恳请各位读者批评指正。

编者

2020年12月

# 目录

冬

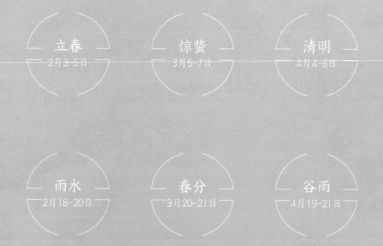

| 立春 | 惊蛰 | 清明 |
| 2月3-5日 | 3月5-7日 | 4月4-6日 |

| 雨水 | 春分 | 谷雨 |
| 2月18-20日 | 3月20-21日 | 4月19-21日 |

春

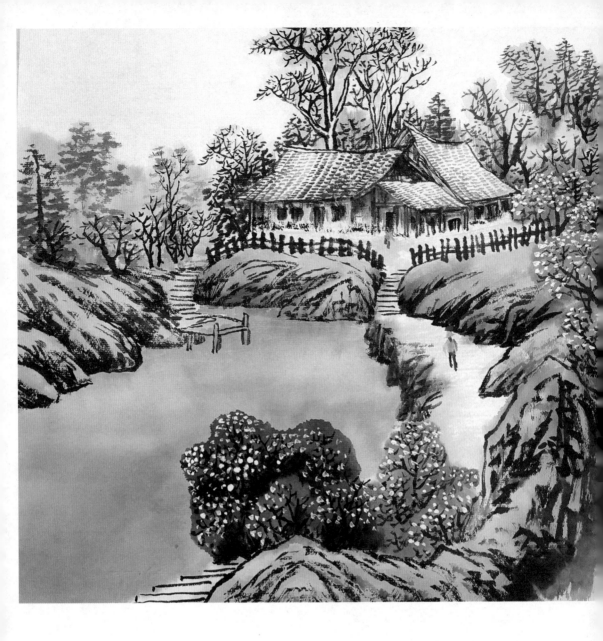

# 春日绝句四首其三

叶嘉莹

满街桃李绽红霞，百卉迎春竞作花。

冰雪劫余生意在，喜看烟树茁新芽。

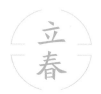

# 立春

　　立春是二十四节气之始，通常是在每年的2月4日或5日，立春又叫打春、叫春、报春，取"春回大地，万物复苏"之意。自秦朝以来，我国就一直以立春作为春季的开始。立春是从天文上划分的，立春"交接"时刻就是太阳到达黄经315度时。

　　古时候，天子要在立春日亲率诸侯、大夫"迎春"于东郊，行布德施惠之令。旧俗立春前一日，有两名艺人顶冠饰带，一称春官，一称春吏，沿街高喊"春来了"，俗称"报春"。现在，在北方，有的人会在立春这天在桌子上立放一个鸡蛋，使它不倒下；在南方，有的民族会"打春牛"，意在策立农耕。立春前用泥塑一牛，称为春牛。妇女们抱小孩绕春

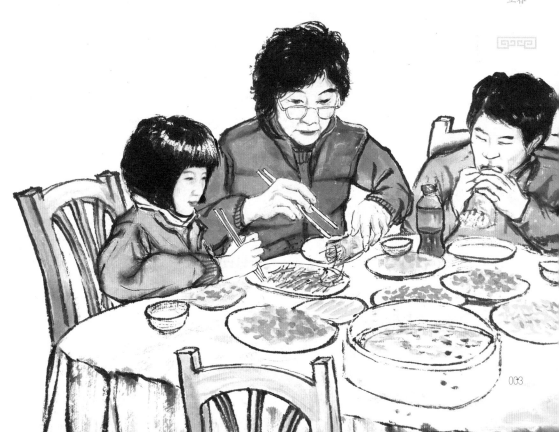

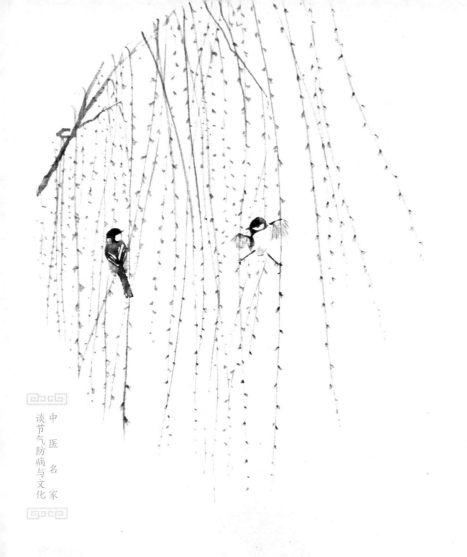

牛转3圈，旧说可以不患疾病，今已成为娱乐。此外，潮汕地区还有"抬春色""吃春饼"等民俗；运城地区新嫁女，娘家要接回，称为"迎春"；临汾地区则习惯请女婿吃春饼。立春节，民间习惯吃萝卜、姜、葱、面饼，称为"咬春"。

中国的南方有谚语："春打五九尽，四十天的光头令（雪）；春打五九中，有令（雪）也不凶。"人们根据冬至与立春衔接的早晚判断近日天气的冷暖，从而方便准备取暖的材料以及筹备春耕。俗话道"一年之计在于春"，立春预告着春天的到来，在人们的心目中，春是温暖，是鸟语花香；春是生长，是耕耘播种。立春就是一个崭新的开始，大地复苏，一切都将迎来生机勃勃，一切美好的希望都从立春开始。

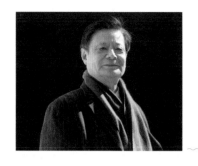

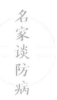

## 王 琦

1943年2月生，江苏高邮人，中国工程院院士，国医大师。现任北京中医药大学终身教授、主任医师、研究员、博士生导师，北京中医药大学国家中医体质与治未病研究院院长，第四届中央保健委员会会诊专家，国际欧亚科学院院士。中华中医药学会中医体质分会主任委员，世界中医药学会联合会体质研究专业委员会会长，中国医疗保健国际交流促进会中医分会主任委员，国家中医药管理局中医体质辨识重点研究室主任，全国老中医药专家学术经验继承指导老师，中医药传承博士后合作导师，国家重点基础研究发展计划（"973"计划）首席科学家，享受国务院特殊津贴的有突出贡献专家。2013年获"全国优秀科技工作者"称号、首都劳动奖章、何梁何利基金科技进步奖，2014年获中华中医药学会终身成就奖。2018年获中国（澳门）中华中医药杰出贡献终身成就奖。香港浸会大学、澳门科技大学、香港大学、天津中医药大学荣誉教授。2019年获全国中医药杰出贡献奖。

王琦教授构建并完善了中医体质学、中医男科学、中医藏象学、中医腹诊学四大学术体系，开拓中医原创思维、中医未病学等新的学科领域。先后主持国家级科研项目16项（包括"973"项目2项，国家自然科学基金重点项目2项，国家社会科学基金重大项目1项），获得国家科技进步二等奖1项，省部级一等奖9项、二等奖6项，发明专利18项。主编专著67部，以第一或通信作者发表中文论文498篇，SCI论文38篇，H指数58，他引20030次。先后培养博士后16人，博士、硕士117名，国家级学术传承9人，各省师承人员60人及省市研修人才数十名。

# 立春万物始复苏 调体养生防过敏

立春，作为二十四节气中的第一个节气，"立"乃开始之意，立春揭开了春天的序幕，大地回春，万物复苏。中医学认为，气候变化与人体健康有关。立春时的气候时冷时热，晴雨无常，容易引起人体不适，诱发各种疾病，如过敏性疾病、精神疾病、风疹、流行性脑脊髓膜炎、感冒、肺炎等。

立春时节，容易高发过敏性疾病，如过敏性鼻炎、过敏性哮喘、荨麻疹等，或易使这些疾病的患者加重病情。立春前后，门诊常有这样的患者，不停地打喷嚏、流鼻涕，且常伴有鼻痒、眼痒等症状，服用感冒药后效果甚微。其实，很多患者是得了过敏性鼻炎。

常见的过敏性疾病有过敏性鼻炎、过敏性咳嗽、过敏性哮喘等。中医药在防治过敏性疾病中有独特的优势。中国工程院院士、国医大师、北京中医药大学终身教授王琦指出，对于过敏性疾病过去一直以过敏原理论和脱敏疗法为主导，但由于过敏原有2万多种，脱敏疗法难以一一策应，因此须转变治疗视角。他提出防治过敏性疾病要从"改变过敏人"入手，即调理过敏体质，改善过敏性疾病的"共同土壤"，从而达到调体治病的目的。

王琦教授带领学术团队经过40余年的研究，发现并论证了中国人有9种体质类型，分别为平和体质、气虚体质、阳虚体质、阴虚体质、痰湿体质、湿热体质、血瘀体质、气郁体质、特禀体质。他认为体质在疾病的产生、发展、转归中起着重要作用，调理体质、改善体质状况对疾病的防治起着重要的作用。同时，王琦教授带领自己的团队编制了评价中医体质类型的测试工具——中医体质量表，通过量表列出的个人健康量化标准，帮助人们更加准确地了解自己的体质，以及这种体质可能导致的疾病，从而改变其生活方式、饮食习惯，实现自主自助式的健康管理。

特禀体质是一种特异性体质，是指包括先天性、遗传性的生理缺陷，过敏反应，原发性免疫缺陷等在内的主要由先天禀赋异常形成的体质缺陷。而过敏体质是指在禀赋遗传基础上形成的一种特异体质。在外部因素的作用下，过敏体质者的生理功能和自我调适力降低，反应性增强，其敏感倾向表现为对不同过敏原的亲和性和反应性呈现个体体质的差异性和家族聚集的倾向性。过敏体质是一种客观存在的个体差异现象，王琦教授提出，在防治过敏性疾病中要调理过敏体质。他认为机体受禀赋遗传和外界因子的共同作用，表现出生理功能低下、内环境紊乱和调适性调节能力失衡的状态是机体易发过敏性疾病之本。因此，过敏性疾病的发生有过敏体质存在的前提基础，改善过敏体质是防治过敏性疾病的关键。

在立春节气，防治过敏性疾病可以从调理过敏体质入手，对饮食调理、精神调摄、起居调护、运动养生和穴位保健等方面进行调养。

## 一、饮食调理

饮食宜均衡，粗细搭配适当、荤素配伍合理，进食宜清淡，忌食生冷、辛辣、肥甘油腻及各种"发物"，如酒、鱼、虾、蟹、辣椒、肥肉、浓茶、咖啡等，以免引动伏痰宿疾。另外，宜多食益气固表的食物，如山药、黄芪、红枣、花粉、蜂蜜等。忌食含致敏物质的食品，不饮浓茶、咖啡等。

**特禀体质的食疗方**

**固表粥**

原料：乌梅15克，黄芪20克，当归12克，粳米100克。

制法：乌梅、黄芪、当归放砂锅中加水煎开，再用小火慢煎成浓汁，取出药汁后，再加水煎开后取汁，用汁煮粳米成粥。

用法：加冰糖趁热食用。

功效：益气养血脱敏，适合过敏体质易发皮肤过敏者食用。

**黄芪首乌藤炖猪瘦肉**

原料：首乌藤15克，黄芪15克，猪瘦肉100克，食盐、葱、生姜、料酒、味精各适量。

制法：首乌藤、黄芪洗净，切片备用；猪瘦肉洗净，切成2厘米见方的肉块，放入锅内，加首乌藤、黄芪、调料、水适量。锅置武火上烧沸，用文火炖熬至瘦猪肉热烂即成。

功效：益气养血，祛风脱敏，适合过敏体质者食用。

## 二、精神调摄

多数特禀体质者因对外界环境适应能力差，会表现出不同程度的紧张、敏感、多疑、焦虑、抑郁等心理反应，可酌情采取相应的心理保健措施。如应当注意培养乐观情绪，精神愉悦，尽量不要在意自己的不足或不同，坚定意志，努力做最好的自己。要把注意力从消极的方面转移到有意义、积极的人生中。不要自怨自艾，不要把"我真倒霉""为什么老是我"这种看法放在嘴边，而是要暗示自己生活中依然有很多美好，学会欣赏事物，与人为善。

## 三、起居调护

过敏体质者容易出现水土不服，故在陌生的环境中要注意日常保健，避免接触各种致敏的动植物，适当服用预防性药物，减少发病。在季节更替之时，要及时增减衣被，增强机体对环境的适应能力。起居要有规律，保持充足的睡眠时间。居室宜通风良好。生活环境中接触的物品如枕头、棉被、床垫、地毯、窗帘、衣橱易附有尘螨，可引起过敏，故应经常清洗、晾晒。

## 四、运动养生

过敏体质者要避免春天或季节交替时长时间在野外锻炼，防止过敏性疾病的发作。运动时注意避风寒，如出现哮喘、憋闷等症状应及时停止运动。

## 五、穴位保健

特禀体质者的经络穴位调理应当注意采用关元、气海、足三里、三阴交等强壮身体的穴位，增强人体抵抗力，减少过敏的发生。同时，也可以经常按揉一些经外奇穴，如百虫窝穴（位于大腿内侧，髌底内侧端上3寸，即脾经血海穴上1寸，正坐屈膝或仰卧取穴）等。在百虫窝按揉或提捏能够缓解荨麻疹的发作。

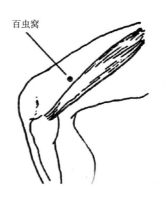

百虫窝

除了调理过敏体质，对于过敏性鼻炎、过敏性皮肤病，王琦教授还有疗效显著的"专病专方"。过敏性鼻炎是发生在鼻腔黏膜的变态反应性疾病，可有季节性和常年性之分，其典型症状是流清鼻涕、打喷嚏、鼻塞、鼻痒等。春季空气中飘浮着大量花粉、尘螨，加之天气干燥，鼻腔容易受到外来刺激物的影响，诱发过敏性鼻炎。

王琦教授指出，在日常生活中有一些小方法，对缓解过敏性鼻炎既好用，又方便。如葱白和百合可以缓解"清涕滂沱"的症状，其做法是葱白靠根部切3段，每段大约5厘米，取百合30克，适量加些生姜、蒜和盐，煮水喝。又如用鹅不食草治流清涕。取30克鹅不食草，放在一个密封的罐子里，用75%的酒精浸泡5天，每次用吸管往鼻孔里滴2~3滴即可。另外，还有一个针对过敏性鼻炎体质调理的调理方，即取生黄芪20克、炒白术15克、防风10克煮水喝。这是经典方玉屏风散，也可以在医生指导下，在药店买成药服用，具有益气固表、增强抵抗力的作用。

如何判断是否是过敏性皮肤呢？可以用指甲轻轻划手臂内侧皮肤，如果皮肤出现条状隆起、红肿、小红点，即为中医风疹、荨麻疹的表现。荨麻疹俗称"风疙瘩"，大小不同，伴有瘙痒，来得快也去得快，24小时左右就会消失。有时过敏性皮肤病不可小觑，严重者可能会致命。如荨麻疹若长在体表，则较好治疗，但如果长在内脏，则治疗难度较大，严重的巨型荨麻疹会堵住喉咙，危及生命，甚至需要急救。湿疹属于过敏性皮肤病，一般的湿疹是红色的丘疹，一般呈对称性分布，严重时会溃烂、痒痛难忍。接触性皮炎有比较明确的病因，即接触过敏原会全身瘙痒、糜烂、红肿、有渗出液。

王琦教授指出，过敏性皮肤病的内因是血热风扰。中医学认为，血中有热，治风先治血，血行风自灭。他常用当归和苦参治疗过敏性皮肤病，当归不仅养血，还能祛血中之风；苦参能清热解毒、燥湿止痒。王琦教授曾经治疗一位紫外线过敏的患者，嘱患者服用当归苦参丸，3个月后病症痊愈。另外，用乌梅20克、蝉蜕10克、首乌藤10克水煎服，可调理体质，预防过敏性皮肤病。

立春天气由寒转暖，各种致病的细菌、病毒随之生长繁殖，流行性感冒（简称"流感"）、流行性脑脊髓膜炎、麻疹、猩红热、肺炎等疾病也多有发生。为避免春季疾病的发生，在预防措施中，一要消灭传染源；二要常开窗，使室内空气流通，保持空气清新；三要加强锻炼，提高机体的防御能力。此外，注意口鼻保健，阻断温邪上扰。

2020年，预防新型冠状病毒肺炎成为全国人民最关注的事件，此次发现的新型冠状病毒（COVID-19）是一种以前尚未在人类中发现的新型冠状病毒。王琦教授认为，从中医观点来看，人体感染病毒，为疫毒趁机入侵而发病，其内在因素是由于人体正气不足，也就是中医所说的"邪之所凑，其气必虚"，中医药预防的特色主要是"扶正气"和"避邪气"。

对于宅在家里的市民，王琦教授提醒："调神摄生，首贵静养，情绪平和，减少恐慌和忧虑，饮食宜清淡，作息宜规律，适当进行体育锻炼，都有助于提升人体免疫力。另外要做好安全防护，内保护正气。"他针对2020年新冠肺炎疫情，调配以下内服、外用方，有芳香祛湿、清热解毒、辟秽驱邪的作用。以下内服方可选其一，服用时间为1~2周，外用香囊可根据个人喜好佩戴。

**◉ 内服方1**

> 处方：芦根15克，金银花10克，藿香10克，红景天15克，贯众15克，虎杖12克。
>
> 功效：清热解毒，芳香辟秽，利湿避瘟。
>
> 用法：煎水内服，一日2~3次。

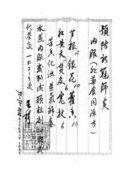

─ 王琦教授提醒 ─

藿香芳香化湿辟秽，金银花、芦根有抗上呼吸道及肺部感染的功用，在重症急性呼吸综合征（"非典"）时期曾得到广泛运用，虎杖、贯众有抗病毒作用。

**◉ 内服方2**

> 处方：金银花10克，芦根15克，白茅根15克，藿香10克，白芷6克，草果6克。
>
> 功效：清热解毒，芳香化湿辟秽。
>
> 用法：煎水服用，一日2~3次。

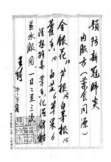

─ 王琦教授提醒 ─

病毒"喜湿"，贯众、虎杖可祛湿，加强了抗病毒的作用，适合全身酸痛乏力者服用。

## ✿ 外用方

处方：藿香20克，制苍术20克，菖蒲15克，草果10克，艾叶10克，白芷12克，苏叶15克，贯众20克。

功效：芳香化浊辟秽。

用法：煎水室内熏蒸或研末制成香囊佩戴。

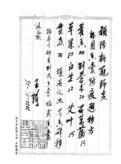

吸入芳香之气有祛湿化浊、镇静安神之功效。

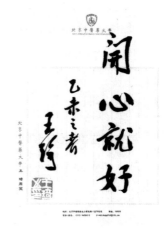

立春时节，要顺应春天阳气生发，万物始生的特点。中医学认为，春属木，与肝相应。肝的生理特点主疏泄，喜调达而恶抑郁。因此，在立春养生防病方面，要力戒暴怒，更忌情怀忧郁，做到心胸开阔、乐观向上，保持心境愉悦。现代人工作压力大、生活节奏快，易使精神和身体长期处于紧张状态，进而引起内分泌失调，容易患病。王琦教授曾提出，最好的养生方法就是"开心就好，身强曰健，心怡曰康"。只有身体和心理都健康了，才是真正的健康。他还提出了养生保健六要诀："一辨体质分九种，因人制宜各不同；二顺四时适寒温，人与自然自相通；三养心神调情志，精神爽朗沐春风；四调饮食须均衡，少而清淡不肥臁；五适运动持以恒，流水不腐筋骨松；六慎起居讲规律，劳逸适度精力充；把握保健六要诀，健康自在我手中。"

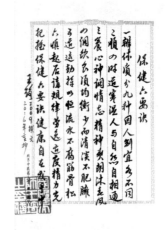

　　《十二月坐功图》是由北宋著名的道教养生家陈希夷所创编。陈希夷，名抟，字图南，号扶摇子，河南鹿邑县人，隐居华山。曾受周世宗、宋太宗的召见，宋太宗赐号"希夷先生"。《资治通鉴》《续资治通鉴长编》《宋史》等史籍中均有他的记载。他尊奉黄老之学，兼容道家易，著有《无极图》《先天图》《指玄篇》等。

　　他所创编的《十二月坐功图》是一种坐式导引法，共二十四势，按二十四个节气进行。每一势都要配合叩齿、吐纳、漱咽等法，并注明所能治疗的病症。该法简单易行，不受空间限制。后收入明代医家高濂所著《遵生八笺》，明清时期广为流传。本书将《十二月坐功图》二十四势分列于各节气之后，并附相关讲解与注释，每个人可根据实际情况与需要练习，但求循序渐进，不可过急过力。

### 立春正月节坐功图

- ◎ 运：主厥阴初气。
- ◎ 时：配手少阳三焦相火。
- ◎ 坐功：宜每日子丑时，叠手按髀[1]，转身拗颈，左右耸引各三五度，叩齿，吐纳[2]漱咽[3]三次。
- ◎ 治病：风气积滞、顶痛、耳后痛、肩臑[4]痛、背痛、肘臂痛，诸痛悉治。

―――――――

① 髀：大腿。
② 吐纳：呼吸。
③ 漱咽：搅舌生津，缓缓分口咽下。
④ 肩臑：自肩至肘前侧靠近腋部隆起的肌肉。

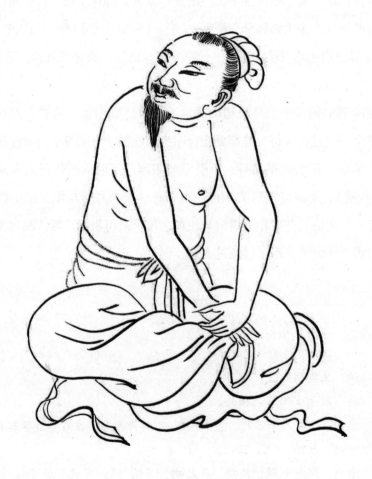

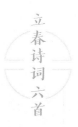
## 立春日晨起对积雪

（唐）张九龄

忽对林亭雪，瑶华处处开。

今年迎气始，昨夜伴春回。

玉润窗前竹，花繁院里梅。

东郊斋祭所，应见五神来。

## 立春

（唐）杜甫

春日春盘细生菜，忽忆两京梅发时。

盘出高门行白玉，菜传纤手送青丝。

巫峡寒江那对眼，杜陵远客不胜悲。

此身未知归定处，呼儿觅纸一题诗。

## 立春日酬钱员外曲江同行见赠

（唐）白居易

下直遇春日，垂鞭出禁闱。

两人携手语，十里看山归。

柳色早黄浅，水文新绿微。

风光向晚好，车马近南稀。

机尽笑相顾，不惊鸥鹭飞。

## 惠崇春江晚景

（北宋）苏轼

竹外桃花三两枝，春江水暖鸭先知。
蒌蒿满地芦芽短，正是河豚欲上时。

## 清江引·立春

（元）贯云石

金钗影摇春燕斜，木杪生春叶。
水塘春始波，火候春初热。土牛儿载将春到也。

## 五绝·立春

张伯礼

冬寒嫌去迟，春暖盼归早。
地下蕴生机，世上闹年潮。

雨水是春季的第2个节气。汉代以前，春季节气的顺序为"立春–启蛰–雨水–春分–谷雨–清明"，汉初为了避汉景帝刘启的名讳，便将"启蛰"改为了"惊蛰"，同时将孟春正月的惊蛰与仲春二月节的雨水调换了顺序，变为"立春–雨水–惊蛰–春分–清明–谷雨"。雨水通常在是每年的2月18日到20日之间。在这个时候，人们会明显感受到春回大地，雨水开始增多，故取名为雨水。每年雨水前后，即所谓"龙抬头"之时，天气渐暖，冷热空气对流而形成的积云慢慢增多，平均气温稳定回升到0℃以上，降水量也有明显增多的趋势。中国华北地区自古就有"二月二，龙抬头；大仓满，小仓流"的谚语。有一种说法是指每年农历二月初二是天上

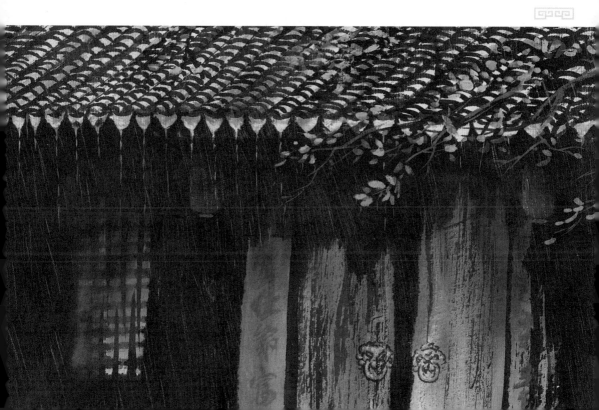

主管雨水的龙王露头的日子，这天要下雨。俗话说"二月二，龙抬头，蝎子、蜈蚣都露头"，因此，这天也叫"春龙节""农头节"，在南方又叫"踏青节"，古称"挑菜节"。大约从唐朝开始，中国人就有过二月二的习俗。

雨水节气对农业生产至关重要，正所谓"雨水节，接柑橘""雨打雨水节，二月不落歇"。百姓们最担心的就是雨水节气不下雨，"雨水不落，下秧无着"，如果雨水节气不下雨，就可能意味着今年会干旱。正因为雨水时的"雨"至关重要，民间也流传着不同形式的祈雨民俗，如龙灯和舞狮。

此外，雨水节气还有一些民间习俗，如回娘家。出嫁的女儿带着新郎给岳父、岳母"送节"。"送节"的礼品通常是两把藤椅，上面缠着一丈二尺（4米）长的红带，意为"接寿"，祝父母长命百岁。如果是新婚夫妇，岳父、岳母要回赠雨伞，意为为女婿遮风挡雨，取"祝愿女婿人生旅途顺利平安"之意。在川西民间，还有在雨水节气为儿女"拉保保（干爹）"的习俗，意取"雨露滋润易生长"之意。

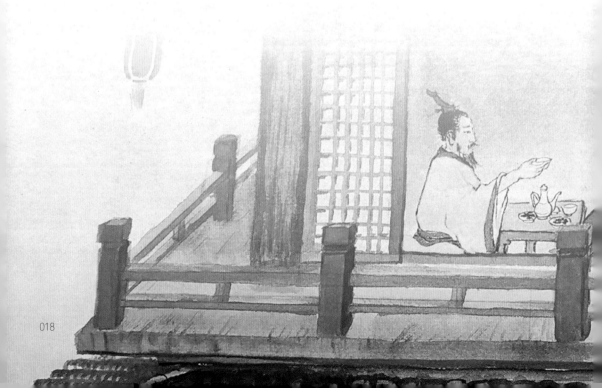

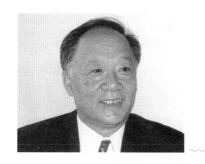

## 栗锦迁

　　1941年2月出生，1962年毕业于河北中医学院，现任天津市中医药研究院附属医院主任医师、天津中医药大学硕士生导师、首批天津市名中医，国家中医药管理局全国老中医药专家学术经验继承工作第三、四、五批指导老师。2011年经国家中医药管理局遴选成立"栗锦迁传承工作室"。栗锦迁教授自河北中医学院毕业至今，从事中医内科临床、教学、科研工作50余年，撰写论文十余篇。专注于临床，强调疗效是中医学的生命。他在学术研究上既勤求古训，注意经方的学习与研究，又能博采国内各家验案和用药诊疗经验，丰富提高自己的专业水平，遵照《黄帝内经》关于心为"阳中之阳""心主血脉""主神志"的论述，提出心血管疾病的病机为本虚标实。其中本虚是以心气虚、心阳虚、心阴虚或心血虚为主；标实则主要表现为血瘀、痰阻气滞。故治疗上依照"急则治其标，缓则治其本"的原则，临证时多以益气温阳、健脾化痰、活血化瘀法治疗内科心系疾病及相关疑难病症。另外，他对舌诊、脉诊的运用颇有见解，对大黄、附子等药的量效关系的应用深有体会，善于抓主症、特异性证候，精于辨证论治，疗效颇佳，深受广大患者的好评。

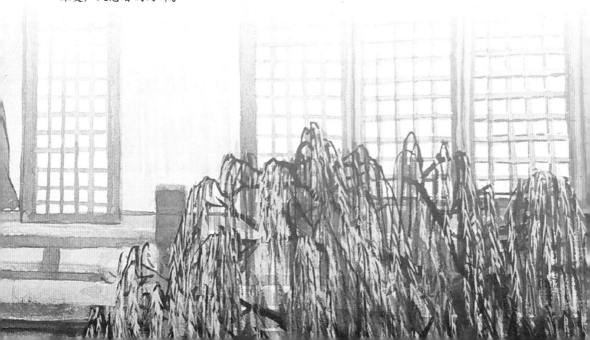

# "雨水"话郁证

雨水时节气候乍暖还寒，降水量增加。古人认为"正月中，天一生水。春始属木，然生木者必水也"。俗话说"春雨贵如油"，在中国人眼中，雨水节气对草木万物的生长都非常重要。雨水节气正值冬末春初，冰雪消融为水，气温升高，降雨开始增多。此节气天气变化多端，忽冷忽热、乍暖还寒可能会影响万物萌动生长及人体健康，故需要注意保健，防止易发病的流行。古代将雨水分为三候，即"一候獭祭鱼；二候鸿雁来；三候草木萌动"。一候水獭开始捕鱼，摆在岸边像先祭后食的样子；二候北方天气转暖，大雁开始从南方飞回北方；三候天地间阴阳交泰，生机勃勃，万物随地中阳气的上腾而开始萌动，呈现出一派欣欣向荣的景象。

天津市中医药研究院附属医院主任医师、首批天津市名中医栗锦迁指出，中医学认为，肝应春，主升发，肝的功能特性犹如春天的树木一样喜条达舒畅，充满生机。作为自然界中的一分子，人也须顺应春季的时令特点，助肝木条达升发的特性，采取多种方法以适应四时的变化，使人体的心理活动和生理状况主动适应阳气欣欣向荣的特点。如果违背了这种自然规律，就可能导致五脏气机不畅，升发失职，从而发生各种不同的病变，其中尤易导致郁证的发生。

郁证是一个中医病名，由情志不舒，气机郁滞所致，是以心情抑郁、情绪不宁、胸部满闷、胁肋胀痛，或易怒喜哭，或咽中如有异物梗塞等为主要表现的一类病证。临床上，郁证有广义、狭义之分。广义的郁证包括外邪、情志等各因素所致的郁证；狭义的郁证即指情志不舒所致的郁证。

中医学认为，郁证的发生既可以是因情志郁结致病，即伤神到伤形的过程，也可以是因病致郁，即由伤躯体到伤神的过程。但无论如何，郁证的病因总与情志失调、七情过极有关，尤以恼怒悲忧为主。恼怒可以伤肝，反过来肝气失于疏泄则人易怒，其本皆在肝郁。肝气郁结不行则易出现精神抑郁、喜叹息、胸胁胀痛或窜痛、口干、口苦、饮食减少等症状。若肝郁日久化热，则人会更加急躁易怒，头痛目赤，口苦便干，心悸神疲，女性还可伴有月经不调、乳房作胀等症状。若素体痰盛，或气滞津停而成痰，"痰"又可随失于疏泄的"气"上下成为痰气交阻之证，出现咽部异物感、吞咽不适、胸闷胁胀、口苦呕恶、惊悸不宁、虚烦不得眠、舌苔厚腻。栗教授认为，郁证初期多为实证，但郁久可化火伤阴，由气及血，而损心神、耗肾阴、伤脾肺之气，渐成五脏虚损之证，出现精神恍惚、心神不宁、心悸胆怯、多疑健忘等症状。当然，郁证的发生也与体质、性别、性格特征有密切关系。他认为雨水节气为防止郁证发病或加重，应尽量做到以下几点。

## 一、调情志、适劳逸

春季自然界的阳气升发，人之肝气与之相应，则肝气应以畅达为顺。此时应当调整心态，不要过度忧思郁怒，更不能封闭自己，要顺应春季的自然规律，调整作息，夜卧早起，适度运动。

雨水节气多在元宵节前后，此时人们处于假期结束阶段，或沉浸在合家欢聚后的别离伤情，或因长假无规律的生活而没精打采，或因为不欢而散忧郁恼怒，这些都是诱发郁证的不利因素。加之2020年的春季，由于新冠肺炎疫情的影响，人们长时间闭门不出，更容易出现焦虑或情绪低落的现象，因此调适情绪变得尤为紧要。

首先，要保持与外界的联系畅通。联系包括行为上的联系和精神上的联系。如在网络、电信发达的今天，视频语音、电话沟通都可以让人在不出门的情况下保持和外界顺畅地交流。亲人朋友间亲切的问候、对欢乐时光的共同回忆、互相鼓励的话语都会让人精神振奋，缓解紧张情绪与压力。即使是独处，也要为自己找些事情来干，如读书、听音乐、唱歌、写字等，从而在精神层面上获得充实，有利于摆脱孤单寂寞的心境。同时还要注意不能长时间看手机和电视，减少焦虑等负面情绪的影响。

其次，要维持正常的作息，夜卧早起，三餐定时，并要设定好运动的时间，选择适当的运动形式。《太极图说》中讲"太极动而生阳"，在人体，运动也可以促进阳气的生发，畅达气机，从而远离抑郁低沉的状态。现代研究也表明，运动可以调节人的情绪，因此日常生活中要尽量避免久坐、久卧。无论是传统的八段锦、太极拳，还是现代人喜欢的瑜伽、健身操都可以使人的心情愉悦明朗。

## 二、节饮食、畅情志

栗锦迁教授认为，雨水时节，饮食方面宜清淡，应当少酸而多甜。根据五行学说，肝属木，酸味入肝；脾属土，甘味入脾。木能克土，肝太强则会克制脾的功能，故医圣张仲景在《金匮要略》中说过："见肝之病，知肝传脾，当先实脾。"即要先安未受邪之地。这也是栗锦迁教授提出在郁证的防护中既要重视疏肝，又要重视健脾胃这一原则的原因。清淡、适量的饮食就是养护脾胃的基本原则。现代研究也表明，高脂饮食是情绪障碍发病的危险因素。同时，雨水时节尽量不要吃生冷寒凉、油腻、黏滞的食物，以免耗伤脾胃之阳及初生之阳而加重郁证，且可减轻胃肠道的不适症状。

肝木味酸，过多摄入酸味食物易使肝的功能亢盛，对脾克制太过，致脾受病。且酸味食物往往有收敛之性，容易抵制阳气的升发。故在饮食口味上，雨水节气应少食与春阳生发之性相悖的酸味食物，多食甘（甜）味食物以养脾，慎食辛（辣）味以防耗散阳气太过。现代研究表明，甜味的食物可以改善人的情绪。当然对于糖尿病患者，在进食时还是要限制糖的摄取量。对于伴有咽部异物感的人群来说，一定要慎食辛辣刺激、生冷或肉食，以免助火生痰，加重症状。

对于雨水节气的饮食种类方面，也要依据体质摄入。如阳气不足者可以选用粳米粥、红薯、山药、土豆、鸡蛋、鹌鹑蛋、鸡肉、牛肉、花生、芝麻、大枣、蜂蜜、牛奶等。而偏于气阴不足者可多吃一些胡萝卜、豆芽、豆腐、莲藕、百合、银耳、蘑菇、鸭蛋等。另外，这个时节的荠菜、油菜、芹菜、菠菜、荸荠等都是常见而又适宜的应时蔬菜，也是不错的选择。

药物方面，气滞为甚者可见脘腹胀痛、胸肋窜痛、嗳气频繁等症状，宜选用陈皮、豆蔻、香附等行气止痛之品。若肝郁化火，而见寒热往来、急躁易怒、头痛目赤、口苦便干，女性可见月经不调、乳房胀痛等，则适宜选用逍遥散。若兼见心、脾、肾不足，出现心悸、失眠、腰膝酸软等症状，可加用桂圆、百合、枸杞等健脾养心、滋补肝肾之品。

## 三、按穴位、理气机

栗锦迁教授认为，肝郁气滞是郁证的基本病机，因此常会伴有胃胀腹满、胸胁胀痛或窜痛等症状，可以选用穴位按摩的方式来缓解。如脘腹胀满时可以按摩合谷、足三里穴；胸胁胀痛或窜痛时，可点按膻中、太冲穴。

由于雨水节气天气冷暖不定，容易使人体产生不适，尤其是素体衰弱者及有慢性疾病的人群，如患有高血压、心脑血管疾病、肾病等，故应切忌急于脱下冬装，防止气温上下起伏引起血压波动，进而导致慢性疾病反复发作。另外，也要注意充分休息和保持情绪稳定，尤其是郁证患者，不可过度劳累或紧张，要保证充分的睡眠。饮食方面，雨水节气可以多饮茶，因为茶能有效对抗纤维蛋白原的凝集，抑制血小板的黏附，也可多吃蘑菇、黑木耳等菌类食物，从而有助于降低血液黏稠度。睡前可以"干洗脚"，即双手紧抱一侧大腿根部，稍用力从大腿根部向下按摩至足踝，再往回按摩，双腿重复10遍，可有利于防寒保暖，促进血液循环，改善睡眠，从而达到防止疾病复发的目的。

雨水时节，草木处于生长发芽期，人体内生物激素正处于高峰期，因此容易发生皮肤病、过敏性鼻炎等过敏性疾病。从中医角度而言，人体在雨水时节因肝木过于升发，克伐脾胃，脾胃虚弱而生湿化热，导致营卫之气受损，多表现有皮肤病；肺失宣降，则可见打喷嚏、咳嗽、鼻痒等过敏性鼻炎症状。免疫疾病的发作，大多与不健康的生活方式有关。如使用空调、电热毯等，会影响人体内部的水环境，使呼吸道、表皮层的抗体减少。且睡眠时间过少、抽烟、喝酒等，也会加速体内的水分流失。因此，雨水节气时饮食宜清淡，以养脾祛湿为主，减少火锅、烧烤等热性食物的摄入，少吃或忌食辛发食物如羊肉、海鲜等。另外，还应多补充水分，增加维生素A、维生素C的摄入，帮助缓解过敏症状。过敏性鼻炎患者还可以将两手大鱼际搓热后揉按迎香、鼻通穴，或鼻翼两侧，以疏通鼻窍，改善症状。

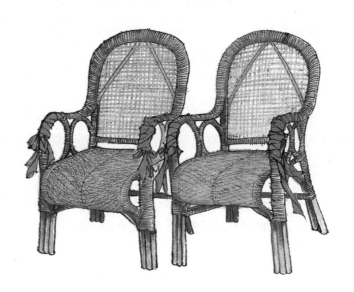

栗锦迁教授说："雨水时节，天气变化不定，是全年寒潮出现最多的时节之一，天气忽冷忽热、乍暖还寒，并常出现'倒春寒'。这对人们尤其对老年人和小孩的身体健康威胁较大，特别是温度骤然下降的时候。"由于雨水时节的气候特点，养生保健方面当注意"调养脾胃"，应根据自身情况有选择地进行饮食调节、起居劳逸调摄。日常着装应注意防寒保暖，不能太早换较薄的外套，尤其注意头部、颈肩部的保暖，防止头痛、肩周炎、颈椎病等受寒复发。饮食应多喝粥以养胃，可适当轻补，如食用蜂蜜、大枣、山药、银耳、沙参等。切忌食用温热发散之品，如羊肉、生葱、生蒜等。雨水时多肝旺脾虚，故养脾须静心，保持心平气和，从而使肝气不横逆，使脾安宁。静心养气既不会扰乱心血、损耗心气，还可使心气充和，滋养脾胃。

雨水时节，肝木升发，但雨水较多，湿度加重，容易导致脾虚湿盛，胃肠型感冒、慢性胃炎、消化性溃疡等消化系统疾病多易发作或加重，出现腹泻、腹胀、嗳气反酸、食欲不振等不适症状。故此时应该注意疏肝养气，调畅气机，可以每天点按三阴交、太冲穴，搓揉两侧胁肋部以疏通肝气；按揉足三里、上巨虚穴，或敲打腿部脾经以益气健脾。平时可多吃小米粥、莲藕汤以健脾养胃，少吃肥甘厚腻、辛辣刺激性食物，少饮浓茶、咖啡，切忌饮酒。

延伸阅读

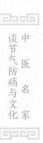

中医名家
谈节气防病与文化

◦◦ 雨水正月中坐功图 ————————————————————

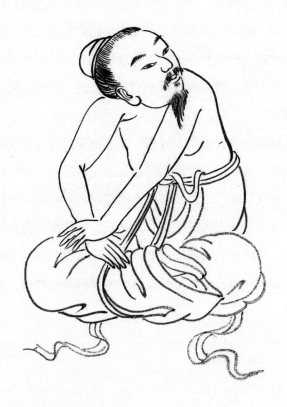

◉ 运：主厥阴初气。

◉ 时：配手少阳三焦相火。

◉ 坐功：每日子、丑时，叠手按髀，拗颈转身，左右偏引各三五度，叩齿，吐纳漱咽。

◉ 治病：三焦经络留滞邪毒，嗌干及肿、哕、喉痹、耳聋、汗出、目锐眦痛、颊痛，诸疾悉治。

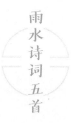

## 送元二使安西

（唐）王维

渭城朝雨浥轻尘，客舍青青柳色新。
劝君更尽一杯酒，西出阳关无故人。

## 早春呈水部张十八员外

（唐）韩愈

天街小雨润如酥，草色遥看近却无。
最是一年春好处，绝胜烟柳满皇都。

## 临安春雨初霁

（南宋）陆游

世味年来薄似纱，谁令骑马客京华。
小楼一夜听春雨，深巷明朝卖杏花。
矮纸斜行闲作草，晴窗细乳戏分茶。
素衣莫起风尘叹，犹及清明可到家。

春季篇
雨水

# 绝句

（南宋）僧志南

古木阴中系短篷，杖藜扶我过桥东。
沾衣欲湿杏花雨，吹面不寒杨柳风。

# 绮罗香·咏春雨

（南宋）史达祖

做冷欺花，将烟困柳，千里偷催春暮。尽日冥迷，愁里欲飞还住。惊粉
重、蝶宿西园，喜泥润、燕归南浦。最妙它、佳约风流，钿车不到杜陵路。

沉沉江上望极，还被春潮晚急，难寻官渡。隐约遥峰，和泪谢娘眉妩。
临断岸、新绿生时，是落红、带愁流处。记当日、门掩梨花，剪灯深夜语。

# 惊蛰

惊蛰是二十四节气中的第3个节气，通常在每年阳历3月5日或6日。惊蛰是全年气温回升最快的节气，我国北方大部分地区平均气温可升至0℃以上，南方沿江江南地区气温为8℃以上，西南和华南地区气温可达10℃以上，全国呈现一派融融春光和春耕正忙的景象。

在二十四节气中，惊蛰反映的是自然生物受节律变化影响而出现萌发生长的现象。惊蛰中的"蛰"是"藏"的意思，冬天到了，很多动物躲起来冬眠，称为入蛰，等到第二年大地回春时再钻出来，称为出蛰。大地回春，雷声渐多，以前人们认为动物之所以可能从蛰伏中醒来，是被雷声惊醒的，于是就有了"惊蛰"的说法。古时惊蛰当日，人们会手持清香、艾草熏家中四角，以香味驱赶蛇、虫、蚊、鼠和霉味，久而久之，渐渐形成了"打小人"驱赶霉运的习俗。

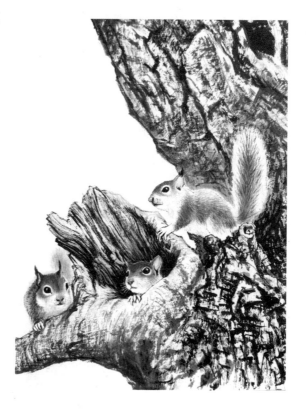

俗话说"春雷响，万物长"，民间在惊蛰节气有"祭祀雷公"的习俗，祈求一年雨水充足。民间还有"祭白虎化解是非"的习俗，传说白虎是口

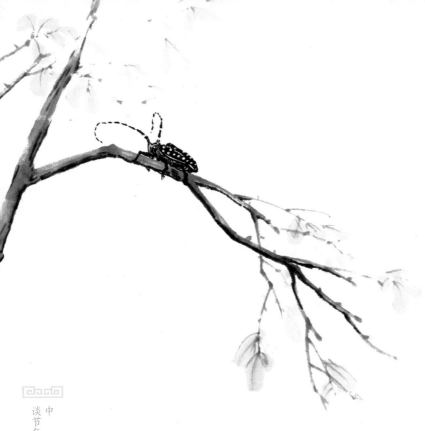

舌、是非之神，每年都会在惊蛰出来觅食，开口噬人，所谓祭白虎，是指拜祭用纸绘制的白老虎，纸老虎一般为黄色黑斑纹，口角画有一对獠牙。拜祭时，需以肥猪血喂之，使其吃饱后不再出口伤人，继而以生猪肉抹在纸老虎的嘴上，使之充满油水，不能张口说人是非。

此外，民间还有"惊蛰吃梨"的习俗。传说闻名海内的晋商渠家，先祖渠济是上党长子县人。明代洪武初年，他带着信、义两个儿子，用上党的潞麻与梨倒换祁县的粗布、红枣，往返两地从中赢利，渐渐地有了积蓄，便在祁县城定居下来。清代雍正年间，十四世渠百川走西口，正是惊蛰之日，其父拿出梨让他吃，并告诉他："先祖贩梨创业，历经艰辛，定居祁县，今日惊蛰你要走西口，吃梨是让你不忘先祖，努力创业光宗耀祖。"后来，渠百川走西口经商致富，将开设的字号取名"长源厚"。此后很多走西口的人也仿效他吃梨，寓意"离家创业"，再后来人们在惊蛰日也吃梨，亦有"努力荣祖"之念。

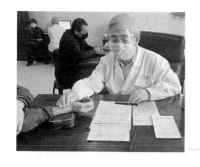

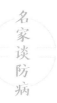
## 李佃贵

生于1950年，张家口蔚县人，教授，主任医师，博士生导师。中医浊毒论创始人、全国劳动模范、第三届国医大师、全国首届中医药高校教学名师，全国中医药杰出贡献奖、纪念中华人民共和国成立70周年纪念章、2020年中国老科学技术工作者协会（简称"中国老科协"）突出贡献奖获得者，河北省应对新冠肺炎疫情中医药专家组顾问，河北省科协会士，河北省首届十二大名中医。享受国务院政府特殊津贴，卫生部、科技部科技评审专家，教育部高校设置委员会评审专家，2017年河北十大新闻人物。

李佃贵教授为全国第三至六批名老中医药专家学术经验继承工作指导老师，河北省省管优秀专家、省突出贡献专家，河北省第六、七、八、十届政协委员，第八届人大代表。原河北医科大学党委副书记、副校长（正校级）兼河北省中医院院长、河北省中医药研究院院长，现任河北省中医院名誉院长，河北省胃肠病研究所所长，国家卫生计生委临床重点专科（脾胃病科）主任，国家中医药管理局浊毒证（慢性胃炎）重点研究室主任，国家中医药管理局重点专科（脾胃病科）、重点学科（中医脾胃病学）主任，中华中医药学会常务理事兼李时珍研究分会名誉主任委员，脾胃病分会副主任委员，中国中西医结合学会理事，中国民间医药研究开发协会学术专业委员会主任委员，世界中医药学会联合会浊毒理论研究专业委员会会长，河北省中西医结合学会名誉会长，河北省健康养生文化产业促进会会长，河北省中医药文化交流协会会长，河北省医养结合促进会会长，河北省中医学会副会长，河北省医学会副会长，河北省医师协会顾问。曾荣获中国医师奖、中医传承特别贡献奖、中国老科协突出贡献奖等多项荣誉称号。

李佃贵教授从事中医临床工作50余年，尤其擅长脾胃病的治疗，首创"中医浊毒理论"，指导治疗多种疑难杂症，疗效显著。指导、发表科研论文400余篇，主编各类院校教材10余部，学术专著40余部，获批专利多项、各类科技进步奖30余项。

# 化浊解毒 防控疫情

惊蛰，标志着仲春时节的开始。"春雷响，万物长"，这意味着进入仲春时节，气温回升，万物复苏，冬眠的动物开始苏醒，新生的花草开始萌芽，部分地区的人们开始春耕。李佃贵教授认为，惊蛰时节的养生离不开养肝、护肝。惊蛰时节人体内的肝胆经脉旺盛活跃，应好好调养肝脏，增强免疫力，不仅要在饮食、生活上节制，最重要的是要保持良好的心态，并预防外部环境对身体造成的伤害。另外，病毒、细菌是惊蛰节气重要的致病因素，潜伏了一个冬天的病毒和细菌开始活跃起来，这时人们应该注意自身的保养。因此，想要不生病，保持健康的身体，惊蛰养生显得尤为重要。新型冠状病毒肺炎来势汹汹，且传染率极高，其属于中医天行时疫范畴，又称时行、瘟疫、疫疠。疫，是感受疫疠之气引起的流行性急性传染病。李佃贵教授深入临床，总结了"防疫九字"，即静心气、提正气、抗浊气。

## 一、饮食篇

惊蛰是阳气上升的时节，在中医五行中，春天是生长、升发的时节，树木生长，春草萌芽，肝气旺盛、升发，是护肝的最佳时节。《难经》曰："见肝之病，则知肝当传之脾。"春天时节顺应肝之性，且助益脾之气、五脏之平和。肝气旺盛会影响脾，容易出现脾胃虚弱病症。此时饮食要荤素搭配，以保证营养的全面和均衡；按时就餐，吃饭以八九成饱为宜，过则伤脾胃，消化功能差者应少食多餐，以保证营养的摄入。惊蛰时节，乍暖还寒，气候比较干燥，很容易使人口干舌燥、外感咳嗽，故饮食上最好以清淡为主，不要吃过于油腻的食物，少吃油炸、容易上火的食物，可以多吃一些如山药、萝卜、苦瓜、木耳、梨等。我国民间素有惊蛰日吃梨的习俗。生梨性寒味甘，有润肺止咳、滋阴清热的功效。此时正值仲春，肝气正旺，易伤脾，故惊蛰时节要少吃酸，多吃大枣、山药等甜食以养脾。另外，春季人体需要疏肝、理气、排毒，疏通已经造成的阻塞，让肝气得以升发，并把冬天潜伏在体内的病邪宣泄出去。如果过于补肝又恐肝火过旺，或肝气升发太过，或肝气郁结，都易损伤肝脏，因此春季宜适当补肝、养肝、护肝，如饮菊花茶，以白菊花为佳。古书中记载："甘菊，取白色者，其体轻，味微苦，性气和平，至清之品。"泡冲白菊花茶，可以起到平肝阳、清肝热的作用。

## 二、情志篇

春天万物生发时，人的情志处于开放宣达、生发疏泄状态，情绪易变，容易发生肝火偏盛，尤其是老年人，易发怒，出现眩晕、中风等疾病。年轻人因春季阳气骤然上升而引动体内热气，如果此时控制不好自己的情绪，则易出现痤疮、怕热出汗等症状。因此，惊蛰时要重视情志养生，做到心胸开阔、乐观愉快；还要特别注重养肝，避免"怒伤肝"，保持良好的心态有助于养肝血。有脂肪肝、肝功能异常人群或慢性肝病患者，此时情绪波动更加容易导致症状加重，因而肝病患者在惊蛰时节更应该注意调养。《黄帝内经》曰："怒则肝气乘矣，悲则肺气乘矣，恐则脾气乘矣，忧则心气乘矣"，"怒则气逆，甚则呕血及飧泄"。这些讲的就是因情志失调而发病的情况。当着急、情绪不好时，尽量找人诉说，或找一种可以发泄心中郁闷的方式来疏泄情绪，不要憋在心里，学会调节自己的情绪。中医学认为，"恬淡虚无，真气从之，精神内守，病安从来"，也就是说精神的影响对人体健康非常重要。

## 三、运动篇

在春暖花开之际，我们应走出家门，积极参加各种体育运动。《黄帝内经》曰："春三月，此谓发陈。天地俱生，万物以荣。夜卧早行，广步于庭，披发缓行，以便生志。"春季万物复苏，宜早睡早起，散步缓行，从而有助于使精神愉悦、身体健康。同时，体育锻炼不宜大幅度运动，以调养肝、脾、肾为主，可以适当艾灸以调理肝郁气滞、肝火旺盛之证，取穴可选肝俞、太冲、气海、中脘、足三里、涌泉等。李佃贵教授认为，在传染病多发的时节，我们应适当多运动，尽量少走动。但要注意避免高强度、激烈的运动，运动方式宜舒缓，以拉伸练习为主，运动后以舒适为度。如做一些四肢的拉伸练习，或练习太极拳、八段锦等。适当锻炼有利于增强机体免疫力，降低病毒感染的风险。

## 四、起居篇

春季人们常感到困乏无力、昏沉欲睡，容易晚起床，这就是所谓的"春困"。其实，这是人体生理功能随季节变化而出现的一种正常的生理现象。此时保持足够的睡眠很重要，良好的睡眠是人体自我修复、提高免疫力的最好方式。李佃贵教授认为，正常成年人应该保持每天7.5小时的高质量睡眠。春天是养肝血最好的时节，每天中午可适当睡眠15~20分钟；晚上睡前可适当活动一下身体，有利于身体的舒展和放松；睡前洗脸、洗脚时，可按摩面部和脚心，促进血气运行，有助于安神宁心，消除一天的疲劳。在2020年新冠肺炎疫情时期，李佃贵教授对于日常生活抗浊气提出"一戴一勤三畅通"。"一戴"是指戴口罩，戴口罩是普通人群防护的一种有效方式。"一勤"是指勤洗手，洗手能有效消除可见污染物、细菌、病毒等，从而有效预防疾病，切断传播途径。在餐前、餐后、便前、便后，接触垃圾废物、动物后，双手被污染后，外出回家后都要记得洗手。"三畅通"，一是指居室要通风，应在外界环境人少的时候，每天通风3次，每次20~30分钟，通风时注意保暖；二是指二便要畅通，中医学认为二便是排出体内浊毒的主要途径，因此要保证二便的通畅；三是指信息要畅通，应从官方网站获取最新的疫情防控信息，做到不信谣、不传谣。

惊蛰节气阳气渐生，气候日趋暖和，但冷空气仍较强，气候变化快，且早晚与中午的温差较大，冷暖变幻无常，因而"春捂"尤为重要。所谓"春捂"是指春季不宜过早脱去御寒的衣物。在天气回暖时，要适当减少衣被，天气转寒时则要适当增加衣被，不要怕麻烦。另外，惊蛰后的天气明显变暖，各种动物开始活动，细菌、病毒也开始生长繁殖，容易导致传染病的发生。因此要注意气象台对强冷空气活动的预报，当心冷暖变化，预防感冒、流感和心脑血管疾病的发生。同时，春天属肝病高发季节，应注意养肝、保肝，防止春季传染病的流行、感染。

当前，肝病依旧是慢性病中最常见的疾病之一，我国的肝病患者约占世界肝病患者的一半，因此我们应重视肝病预防。惊蛰时节尤为多发肝病，常见的肝病有病毒性肝炎、酒精性肝炎、药物性肝炎、免疫性肝炎。病毒性肝炎可分为甲、乙、丙、丁、戊型肝炎，其中常见的是乙型病毒性肝炎（简称"乙肝"）和丙型病毒性肝炎（简称"丙肝"）。乙肝和丙肝主要通过血液传播，其他肝炎可通过唾液传播，故在日常生活中肝炎患者应与家人分开碗筷吃饭，以免传染。酒精性肝炎多由长期嗜酒引起，故应戒酒预防。药物性肝炎多由药物或其代谢产物引起的肝脏损害，因此服药前应详细阅读药品说明书，避免服用损害肝的药物，不随便乱吃药。免疫性肝炎是由自身免疫反应介导的慢性进行性肝脏炎症性疾病，预防应定期做检查。另外，脂肪肝患者应该控制血脂，忌食辛辣、油腻的食物，加强锻炼，保持体重。体重过重会加重肝脏的负担，使患脂肪肝的概率升高。

临床上，李佃贵教授治疗肝病（脂肪肝、肝硬化、肝癌等）常用"三草药对"，即地耳草、垂盆草、龙胆草，此三草均归肝、胆经，功效主治相近，具有抗癌的功效。

**按摩** 经常按摩大敦、太冲、三阴交、足三里、合谷以及两胁有利于清肝泻火。《素问》曰:"肝病者,两胁下痛引少腹,令人善怒;虚则目无所见,耳无所闻,善恐,如人将补之,取其经,厥阴与少阳,气逆,则头痛耳聋不聪,颊肿。"人生气的时候会感觉两胁肋疼痛,拍打经过两胁的肝经,有利于气血运行和清肝。

**代茶饮** 菊花、茉莉花、枸杞子有利于清肝明目、降低血压,灵芝具有保肝解毒之功效。

**食物** 少吃乌梅、醋、山楂等酸味的食品,宜食薄荷、芹菜、青苹果等青色的食品,都是养肝佳品。此外,洋葱、荔枝、桃、鲤鱼等食物也是养肝食物的代表。

**作息及运动** 惊蛰时节应早睡早起,工作、生活中遇到不愉快的事时要戒怒,并及时宣泄,防止肝气郁结,要保持心情舒畅、情绪饱满。

惊蛰代表着即将进入春意盎然的时节,故养生要符合春季的特点,在饮食方面要注意少吃一些油腻食物,多食清淡性温的食物;在情志方面应调节好自己的情绪,保持心情愉悦;在运动方面进行适度、温和的体育锻炼。另外,此时昼夜温差较大,要注意随时增减衣物,注意保暖,避免生病。

惊蛰二月节坐功图

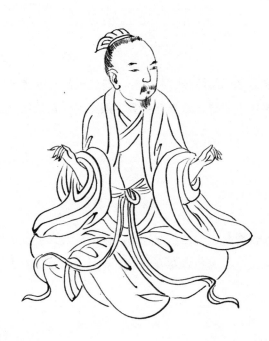

🌸 运：主厥阴初气。

🌸 时：配手阳明大肠燥金。

🌸 坐功：每日丑、寅时，握固转颈，反肘后向头掣五六度，叩齿六六，吐纳漱咽三三。

🌸 治病：腰脊①肺胃蕴积邪毒、目黄口干、齆②衄③、喉痹④、面肿、暴哑、头风、牙宣、目暗羞明、鼻不闻臭、遍身疮瘩悉治。

---

① 膂（lǚ）：脊梁骨。

② 齆（qiú）：鼻子堵塞不通。

③ 衄（nù）：鼻子出血。

④ 喉痹：指以咽部红肿疼痛，或干燥、异物感，或咽痒不适，吞咽不利等为主要临床表现的疾病。

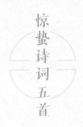

## 忆秦娥

（南宋）范成大

浮云集。轻雷隐隐初惊蛰。初惊蛰。鹁鸠鸣怒，绿杨风急。
玉炉烟重香罗浥。拂墙浓杏燕支湿。燕支湿。花梢缺处，画楼人立。

## 忆秦娥

（南宋）陈三聘

春膏集。新雷忽起龙蛇蛰。龙蛇蛰。柳塘风快，水流声急。
伤心有泪凭谁浥。尊前容易青衫湿。青衫湿。渡头人去，野船鸥立。

## 菩萨蛮·春雨

（南宋）萧汉杰

春愁一段来无影。著人似醉昏难醒。烟雨湿阑干。杏花惊蛰寒。
唾壶敲欲破。绝叫凭谁和。今夜欠添衣。那人知不知。

# 村居

（清）高鼎

草长莺飞二月天，拂堤杨柳醉春烟。
儿童散学归来早，忙趁东风放纸鸢。

# 新雷

（清）张维屏

造物无言却有情，每于寒尽觉春生。
千红万紫安排著，只待新雷第一声。

春分

每年3月20日至21日期间，昼夜长短平均。春季90天的中分点，太阳位于黄经0°（春分点）时，迎来了二十四节气中的第4个节气——春分。春分，古时又称为"日中""日夜分""仲春之月"。《明史·历一》曰："分者，黄赤相交之点，太阳行至此，乃昼夜平分。"因此，春分的意义，一是指一天中白天、黑夜时间平分，各为12小时；二是古时以立春至立夏为春季，春分正当春季3个月之中，平分了春季。

春分也是祭祀庆典的时节，春分的祭祀习俗源于周代，古代帝王有春天祭日，秋天祭月的礼制。江南地区则流行犒劳耕牛、祭祀百鸟的习俗。春分已至，耕牛开始一年的劳作，以糯米团喂耕牛表示犒赏；而祭祀百鸟则是为了感谢它们提醒农时，并且希望鸟类不要啄食五谷，有祈祷丰年之意。

春分时日夜等长，具有"平衡"之意，因此春分成了竖蛋游戏的最佳时光。在每年春分，有些人会做"竖蛋试验"，故有"春分到，蛋儿俏"的说法。

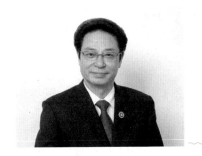

## 孙光荣

1941年11月生，湖南浏阳人，主任医师、教授、研究员、国医大师。现为中央保健专家组成员，国家中医药管理局改革发展咨询专家委员会委员，国家中医药管理局优秀中医临床人才研修项目培训班班主任，北京中医药大学文化研究院院长，湖南中医药大学顾问兼中医学院名誉院长，湖南省中医药研究院终身研究员，湖南中医药大学第一附属医院终身教授，中国著名中医药文献学家和中医临床家，中医药现代远程教育创始人之一。同时他兼任中华中医药学会常务理事、学术委员会副主任委员、中医药文化分会学术顾问、继续教育分会第一任主任委员，全国第五批、北京市第四批老中医药专家学术经验继承工作指导老师，国医大师孙光荣学术经验传承工作室指导老师，全国名老中医药专家孙光荣传承工作室建设专家，北京中医药大学共建中西医结合三甲医院和平里医院名老中医工作室建设专家，北京同仁堂中医大师工作室顾问，享受国务院政府特殊津贴专家。

孙光荣教授的临床学术观点是"护正防邪，存正抑邪，扶正祛邪"，临床思辨特点是"调气血，平升降，衡出入"。其处方药精量小，讲究"清平轻灵""中病即止""勿滥伐无过"，追求"心中有大法、笔下无死方"，提出了"中和思想、中和辨证、中和组方"，是中和医派的创始人。他擅长治疗肿瘤（脑胶质瘤、肺癌、子宫癌）、糖尿病、心血管系统疾病（中风、冠状动脉粥样硬化性心脏病、失眠）、妇科病（白带、乳腺病）、消化系统疾病、情志病等。孙光荣教授在临床、科研、教学方面成果显著，曾出版著作23部、发表论文158篇，荣获国家中医药管理局中医药科技进步奖二等奖1项，中华中医药学会科技进步奖二等奖1项，全国优秀图书奖二等奖1项，省级科技进步奖一等奖1项，全国首届中医药科普著作奖一等奖1项等，主编的《中华经典养生名言录》为国家新闻出版署等部委推荐的15本科普著作之一，主持并完成科技部"十五"科技攻关项目《当代名老中医典型医案集》、全国名老中医学术经验数据库等。

# 春分，养心是关键

心脑血管疾病是心脏血管和脑血管疾病的统称，泛指由于高脂血症、血液黏稠、动脉粥样硬化、高血压等导致的心脏、大脑及全身组织发生的缺血性或出血性疾病，包括冠状动脉粥样硬化性心脏病（简称"冠心病"）、心肌梗死、脑出血以及脑血管痉挛等。中医学认为，其病位在心、脑、脉，与肝、脾、肾关系密切，属于中风、偏枯、眩晕、头痛、胸痹、心悸、怔忡等范畴。心脑血管疾病是一种严重威胁人类，特别是50岁以上中老年人健康的常见病，具有高患病率、高致残率和高死亡率的特点，一旦发病一定要及时治疗。那么，在春分时节我们应该如何做好防护呢？

春分是仲春的第二个节气，因这天昼夜长短平均，正当春季九十日之半，故称"春分"。春分是一年四季中阴阳平衡、昼夜均等、寒温各半的时节，所谓"春分者，阳阳相半也，故昼夜均而寒暑平"。从这一天起，太阳直射位置渐向北移，南北半球昼夜长短也随之而变，北半球昼长夜短，南半球与之相反。春分后，北半球气候逐渐温和，雨水逐渐充沛，阳光逐渐明媚。在春分节气，防治心脑血管疾病可以从以下方面进行调养。

## 一、以和为贵

孙光荣教授在临床上一直强调"调气血、平升降、衡出入"，倡导"中和"学术思想。他认为："中和是机体阴阳平衡稳态的基本态势，中和是中医临床遣方用药诊疗所追求的最高佳境。"如果说"阴阳平衡"是机体稳态的哲学层面的概念，那么"中和"就是人体健康的精气神稳态的具体描述。"中和"更能在人体气血层面和心理层面阐释机体的生理、病理。为此，孙光荣教授还特意编了一套调养口诀："中医养生大道扬，阴阳平衡是总纲；顺应四时避邪毒，未病先防第一桩；内外环境需中和，气血充盈且调畅；食养药养与术养，万法归宗合则安。"

## 二、养心是根本，情绪要控制

中医养生注重天人合一，形神俱备。养神是本，养形是标，而养神的关键在于养心。中医学指的心不仅仅具有输送血液的功能，还包括了思维、意志、智慧等功能，"心主神明"且"心藏神"，可以主宰五脏六腑，是一身之"大主"。《灵枢·本神》云："所以任物者谓之心。"此言之意，乃心管理身体内多种事物，使身体保持正常运行状态。《素问·灵兰秘典论》曰："心者，君主之官，神明出焉……主明则下安，以此养生则寿，殁世不殆，以为天下则大昌。主不明则十二官危，使道闭塞而不通，形乃大伤，以此养生则殃，以为天下者，其宗大危，戒之戒之！"其意思是说心藏神，且为君主之官，五脏六腑之大主也，若主不明，则十二官危矣。如一国之明君，在位时可能国泰民安，若其驾崩或后代出现昏君，则可能出现国将不国之危局。心之于人，如君之于国，须护之，不可使其受任何危害。因此，孙光荣教授认为，养生之第一要义即养心。任何时候，以任何方式养生，都必须注重养心，养心才是养生的根本。春季对应的脏腑是肝，肝藏魂，主人的意识、思维活动及梦幻活动，由肝血化生和涵养，伴随心神往来。如果肝血不足，血不养魂就会出现失眠多梦、梦游等症。再者，心生血，肝藏血，肝可以调节血量，心主推动血行，肝主疏泄，可以调畅气机，心、肝共同维持血液的正常运行，二者功能密切相关。并且，春季肝气旺时更需要条达、疏通，因而更应管理好自己的情绪，避免生气、发怒。

此外，在日常生活中尽量培养一些雅趣，陶冶心灵、怡情养性，遇事则可心态平和、波澜不惊。雅趣包含的内容十分丰富，如《寿亲养老新书》中提到的"十乐养生经"，包括了读书义理、学法帖字、澄心静坐、益友清谈、小酌半醺、浇花种竹、听琴玩鹤、焚香煎茶、登城观山、寓意弈棋等。

孙光荣教授认为，人活着应该有所追求，在追求中认识自身价值，能为社会、为别人尽点心、尽点力、做点事，心态自会安定平和。而养心的重要原则正是心态平和，心态平和则很多不必要的扰心之事是可以避免的。避免了麻烦，自身的心理就不会受到太多外界干扰，外界干扰一旦减少，自身的心态即可平和。只要情志不走极端，心理便处于较中和之状态，心理达到中和之态，则万事可安也。正如孙光荣教授总结："养生第一要养心，心态平和万事安；世间名位与财色，合法合理合情享；过度贪求必招损，获取一分十倍偿；淡然面对浮与沉，量力而行身心安。"

## 三、起居有节

起居方面应遵守"春三月，此谓发陈。天地俱生，万物以荣。夜卧早起，广步于庭，披发缓行，以使志生"的原则，宜晚睡早起，慢步缓行。孙光荣教授提醒，这里说的"晚睡"并不是说要"熬夜"晚睡，而是应该在晚上11点之前入睡，也就是子时前入睡。春分时虽然太阳直射赤道，北半球阳光逐渐增多，天气日渐暖和，但日夜温差较大，还不时会有寒流侵袭，且雨水增多，此时养生要注意适时增减衣物，尤其应注意下肢及脚部的保暖，穿衣以下厚上薄为宜，"勿极寒，勿太热"。在"百草回芽，百病易发"的春季，乍暖还寒、冷暖交替的气候会影响冠状动脉舒缩功能以及供血，心脑血管疾病的患者更应注意适时增减衣物，以免受寒诱发旧疾。

## 四、晨梳头，夜沐足

三国时期嵇康《养生论》载："春三月，每朝梳头一二百下。"隋代名医巢元方也认为，梳头有通畅血脉、祛风散湿、使头发不白的功效。春分后尤其适合梳头养生防病。因为春分时节是大自然阳气萌生、升发之时。人体的阳气也顺应自然，有向上、向外升发的特点，表现为毛孔逐渐舒张，循环系统功能加强，代谢旺盛，生长迅速。趁着大自然阳气和体内阳气开始升发之时，晨起多梳头以刺激头部诸多经穴，能让体内阳气升发舒畅，疏通经络气血。而到了夜晚，寒邪易从足部入侵，进而侵犯身体的其他部位，因此，建议临睡前泡脚沐足，如此入睡既能保持整夜足部温暖，顾护阳气，更能改善部分失眠患者的睡眠质量。

## 五、佩戴香囊

自古以来，我国民间就有佩戴香囊的风俗和习惯，曾有"戴个香草袋，不怕五虫害"之说。所谓香囊，就是将芳香的中药如苍术、吴茱萸、艾叶、肉桂、砂仁、白芷、石菖蒲、川芎、香附、辛夷等制成药末，装在特制的布袋中，佩戴在胸前、腰际、脐中等处。春分时天气转暖，各种细菌、病毒异常活跃，也是流感、水痘、甲型病毒性肝炎、肺炎等疾病的高发季节。通过佩戴香囊，可以有效防治春季流行病。香囊中的芳香药物通过肌肤、穴位、经络等途径"渗入"人体，能起到活血化瘀、平衡阴阳的作用。孙光荣教授认为，一般人群佩戴香囊，可调节气机、疏通经络，使气血畅通、脏腑安和，能增强机体免疫力，起到防病保健作用；而中老年人佩戴香囊，可起到预防心脑血管疾病的作用。

## 六、合理饮食

春分时大自然昼夜阴阳各占一半，饮食上也要"以平为期"，保持寒热均衡。春分时节是各种植物萌生嫩芽的大好时节，香椿芽、柳芽、鲜荠菜、韭菜等，都是比较早的报春菜。这些当季菜鲜嫩味美，营养丰富，十分符合春季人们的营养需求，如韭菜炒蛋、香椿炒蛋等。孙光荣教授认为，春分的饮食要追求结构多样化、平衡化、适量化，心脑血管疾病患者特别要注意避免进食高糖、高盐、高脂肪、高胆固醇的食物。人们可根据个人体质情况选择适合自己的饮食搭配，如吃鸭肉、兔肉、河蟹等寒性食物时，最好佐以温热散寒的葱、姜、酒等，以纠正食后有损脾胃而引起腹部不适之弊；食用韭菜、大蒜等助阳之物时，最好配以滋阴的蛋类。另外，春天肝气旺可伤脾，因此要注意多食甘味的食物滋养脾胃，如大枣、山药、菠菜、荠菜、鸡肉、鸡肝等，少吃酸味的食物，如番茄、柠檬、橘子、苹果等。此外，中国人喜饮茶，茶叶有利尿作用，茶叶中的茶多酚和茶黄素可以促进维生素C的吸收，降低低密度脂蛋白胆固醇和三酰甘油，对保护血管、降低体内钠含量有一定作用。不过，孙光荣教授提醒，茶叶有一定的兴奋作用，特别是浓茶，高血压患者应以饮用少量淡茶为宜。

## 七、适度运动

《黄帝内经》云："谨察阴阳所在而调之，以平为期。"其意思是说，人体应该根据不同时期的阴阳状况，使内在运动与外在运动保持一致，即要让脏腑、气血、精气的生理运动与脑力、体力运动的"供销"关系平衡。春分节气为阴阳平衡的时期，机体阳气不足的本质更容易显露出来，因此调节心情，使心阳升发、肝气畅达显得尤为重要。春分时节，要让自己与阳光明媚、春暖花开的自然界相顺应，正所谓"一年之计在于春"，尽量早起，在阳光下进行适度的户外活动，一般以上午9～10点为宜，如到树林、公园、河边踏青，或在室内养殖绿植、花卉、盆景，怡情养性，这样既可锻炼身体，又能使心情愉悦。孙光荣教授说，一日之计在于晨，一天中的上午是阳气生发旺盛的时候，此时适度活动可显著提高机体的免疫能力，增强对疾病的防御能力。运动应以微汗出为佳，以驱散冬天潜伏在身体内的寒邪为目的，如散步、慢跑、骑行，练太极拳、八段锦、五禽戏、易筋经等，但要循序渐进、量力而为。

## 八、穴位按摩

孙光荣教授认为，春季可以经常按揉两个简单易操作的穴位，对心脑血管疾病有一定的防护效果。

一是点按神门穴（位于腕部，腕掌侧横纹尺侧端，尺侧腕屈肌腱的桡侧凹陷处；或通过简易取穴法取穴，即在手腕部靠近小指的一侧有一条突出的筋，其与腕横纹相交的凹陷处），有补益心气、安定心神等作用，能扩张冠状动脉，增加冠状动脉血液流量，减轻心肌缺血的症状，治疗心绞痛，改善心烦、失眠等症状。具体操作时可用拇指稍用力向下点压对侧手臂的神门穴，保持压力不变，继而旋转揉动，以产生酸痛感为度，每次3~5分钟。

二是按压膻中穴（取正坐或仰卧位，在人体前正中线上，两乳头连线的中点），有宽胸理气、清肺化痰、缓急止痛、生津增液的功效，能改善心脏的神经调节，增强心肌供血，调节心脏的收缩功能，缓解心绞痛症状。操作时可用一只手的拇指或食指稍向下用力按压膻中穴半分钟，然后顺时针、逆时针各按揉6次，直至有酸麻、胀感为度。

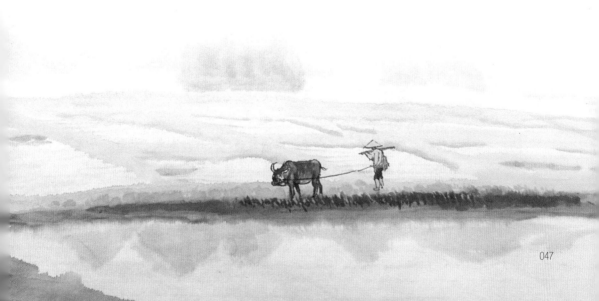

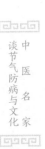

◎ 春分二月中坐功图 ————————————————

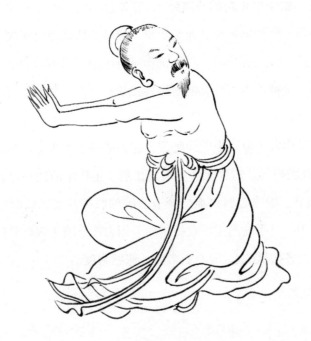

◉ 运：主少阴二气。

◉ 时：配手阳明大肠燥金。

◉ 坐功：每日丑、寅时，伸手回头，左右挽引各六七度，叩齿六六，
吐纳漱咽三三。

◉ 治病：胸臆肩背经络虚劳邪毒，齿痛、头肿、寒栗、热肿、耳聋耳
鸣、耳后肩臑肘臂外背痛、气满、皮肤殼殼然①坚而不痛、瘙痒。

① 殼（ké）殼然：中空貌。

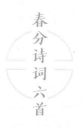
## 赋得巢燕送客

（唐）钱起

能栖杏梁际，不与黄雀群。
夜影寄红烛，朝飞高碧云。
含情别故侣，花月惜春分。

## 清平乐

（南唐）李煜

别来春半。触目柔肠断。砌下落梅如雪乱。拂了一身还满。
雁来音信无凭。路遥归梦难成。离恨恰如春草，更行更远还生。

## 阮郎归

（北宋）欧阳修

南园春半踏青时。风和闻马嘶。青梅如豆柳如眉。日长蝴蝶飞。
花露重，草烟低。人家帘幕垂。秋千慵困解罗衣。画堂双燕归。

## 踏莎行

（北宋）欧阳修

雨霁风光，春分天气。千花百卉争明媚。画梁新燕一双双，玉笼鹦鹉愁孤睡。
薛荔依墙，莓苔满地。青楼几处歌声丽。蓦然旧事上心来，无言敛皱眉山翠。

## 春寒连日不出

（南宋）陆游

海棠花入燕泥干，梅子枝头已带酸。
老去懒寻年少梦，春分不减社前寒。
著书敢望垂千载，嗜酒犹须隐一官。
正是闲时无客过，小庭斜日倚阑干。

## 春分

张伯礼

春分春气旺，花开花馨香。
新绿望满眼，劳燕衔泥忙。
生机发盎然，莫负好时光。
奋力奋一翅，酬志酬万翔。

# 清明

　　"清明时节雨纷纷，路上行人欲断魂。借问酒家何处有，牧童遥指杏花村。"杜牧的这首《清明》写出了清明时的一种特殊心境和氛围。清明自古有许多风俗，有些相传至今。如寒食节通常在清明前几日，彼时家家户户不准生火，只吃前几天做成的冷饭冷菜。后来清明时人们以上坟扫墓为主，表达对先人的缅怀之情。开元二十年，唐玄宗正式下令："寒食上墓，礼经无文，近代相传，渐以成俗。上俗之家，宜许上墓，编入五礼，永为常式。"

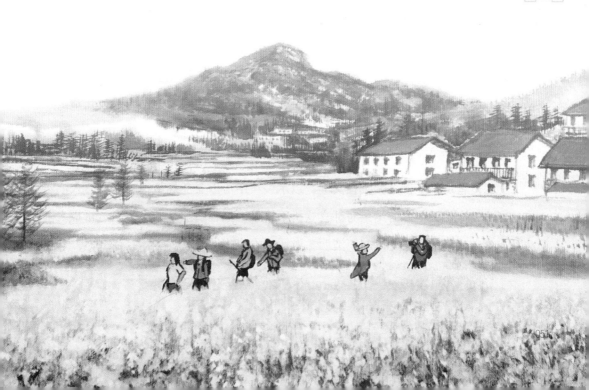

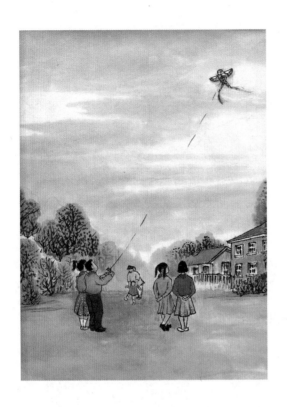

　　祭扫之外，清明时还流行踏青郊游。踏青又叫春游、探春、寻春。清明时，扫墓与郊游往往一起进行，在坟前哭祭完毕，大家找个地方，摆上祭奠的酒菜野餐，一扫压抑的心情。

　　唐宋以前，清明时节妇人们还流行荡秋千，衣着华丽的妇女坐在秋千上悠来荡去，"下来闲处从容立，疑是蟾宫谪降仙"，好像是月宫中美丽的嫦娥来到人间。而孩子们最喜欢的是折纸鸢、放风筝，正所谓"儿童散学归来早，忙趁东风放纸鸢"。

　　有一年清明，唐高宗带官员到渭阳祭奠战争阵亡将士。祭罢，他赏给每位官员一个柳条圈戴在头上，以示一年中可以避免蜂蜇蛇咬。此后人们仿效成俗，在郊游结束时都喜欢折下柳枝，插在头上带回家，以示祈福之意，正所谓"梨花风起正清明，游子寻春半出城。日暮笙歌收拾去，万株杨柳属流莺"。

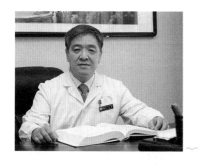

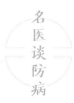

## 马　融

　　教授，主任医师，博士生导师，天津中医药大学第一附属医院原院长，现任国家卫生健康委员会儿童用药专家委员会副主任委员、中华中医药学会常务理事及儿科分会名誉主任委员、中华中医药学会儿童肺炎协同创新共同体主席、中国中药协会儿童健康与药物研究专业委员会主任委员等职。享受国务院政府特殊贡献津贴专家，曾获卫生部有突出贡献中青年专家、国家中医药领军人才——岐黄学者、全国卫生系统先进工作者、全国名中医药专家学术继承工作指导老师、天津市政府授衔中医小儿神经内科专家、天津市名中医、天津市十佳医务工作者、天津市优秀科技工作者、天津市教学名师等荣誉称号。

　　马融教授以中医药治疗小儿脑系、肺系疾病为主要方向，主持国家级课题12项，省部级课题12项；获省部级奖励26项，其中主持项目获省部级一等奖2项，二等奖6项；牵头制定全国行业指南5项；获国家发明专利1项。发表学术文论200余篇，主编全国高等中医药院校规划教材6部、学术专著18部。培养博士后5人、博士43人。

# 清明寒食节，六防儿童病

清明节气在仲春与暮春之交。此时是自然界阳气升发、万物复苏、柳丝吐绿、欣欣向荣的鼎盛时期，人体阳气也顺应自然，向上、向外抒发，因此春季养生防病，必须掌握春令之气生发舒畅的特点，注意护卫体内阳气，使之不断充沛，逐渐旺盛起来，避免阻遏、耗伤阳气的情况发生，遵循《黄帝内经》所说的"夜卧早起，广布于庭，披发缓行，以使志生"。

国家中医药领军人才——岐黄学者、天津市名中医、天津中医药大学第一附属医院马融教授认为，清明多风，其应在肝，对于肺气不足、卫外不固，或肝风易动、心智发育未臻完善的儿童来讲，容易发生外感病、过敏病和情志病。其预防之法可以归纳为以下6个方面。

## 一、避寒保暖防感冒

俗话说"二月乱穿衣"，说的是清明前后，因气候变化多端，早晚温差较大，此时给儿童穿衣、盖被应根据早晨、中午、晚上气温的变化，来增减衣被。一般说来，早晨气温偏低，应多穿衣服；中午气温偏高，应减少衣服；晚上应根据室温来决定盖多少被子。衣被多了，可使儿童出现上火症状；衣被少了，又易感受风寒。那么，穿多少衣服、盖多少被子才合适呢？古人在这方面的经验是，白天以"背暖为佳"，夜间以"足暖为宜"，也就是说，白天摸摸孩子的后背，只要是温暖的就可以了，千万不要以孩子的手凉作为穿衣服少的依据，因为孩子手部经常裸露在外面，局部保暖不好就容易出现手凉，所以说手凉并不能代表穿衣服少了。夜间以孩子的双脚暖和为标准，只要是双脚不凉，就不用再加被子了。

此外，清明节气的"倒春寒"情况颇多，最易使儿童受凉感冒。因此在寒流到来之前一定要注意给儿童增加衣被，如此才能减少倒春寒给儿童带来的伤害。

## 二、减少聚集防疫病

马融教授认为，清明时节是儿童传染病高发的时期，如流行性脑脊髓膜炎、麻疹、水痘、腮腺炎、猩红热等疾病都易高发，因此要特别注重预防，而预防最好的方法是避免相互传染，如勤开窗通风，注意洗手，避免不必要的人员聚集等。另外，学校班级里如有患传染病的同学，学校老师应拒绝其带病上课；生病同学痊愈后要到医院开复课证明，方能来上课；与生病同学近距离的密切接触者，要做好观察，必要时可服用一些清热解毒类中药预防，如金银花、大青叶、薄荷等，用热水冲泡代茶饮（脾胃虚寒者慎用）。

## 三、远离花粉防过敏

清明时节也是花粉症、桃花癣、丘疹样荨麻疹、颜面部复发性皮炎等疾病的高发期。马融教授建议，有过敏性鼻炎史和敏感性皮肤的人清明扫墓时应尽量躲避花粉，加强个人防护，防止吸入致敏花粉。有过敏史的人可事先口服抗过敏药物，且最好能随身携带口罩备用，并穿着长袖衣物，避免直接与过敏原接触，以减少花粉侵入。外出回家后用清水洗脸，可将落在脸上的花粉、灰尘洗去，减少发病的机会。在众多儿童过敏性疾病中，过敏性鼻炎最为常见，容易出现鼻塞、流涕、喷嚏、头疼等，给儿童的生活、学习带来了很大困扰。其预防的方法如下：不要到公园等花粉多的地方去；家里养的花草，如怀疑有可导致过敏的，应移到室外；出门戴口罩；用清水或淡盐水、海盐水冲洗鼻腔，每日2~3次；吃一些提高免疫力的食物、药物，如玉屏风颗粒等；注意过敏性鼻炎和上呼吸道感染的区别，如出现发热者，应及时就医。

## 四、多晒太阳防佝偻

3月至5月是孩子一年中身高增长最快的季节。孩子长高主要是骨骼发育的结果，骨骼的主要成分是钙，因此清明时节要多让孩子在室外活动，多晒太阳可促进钙的吸收。在晒太阳时应注意：一是要让阳光直接晒在孩子的皮肤上，隔着衣服晒太阳起不到补钙作用；二是在家中晒太阳，要避免隔着玻璃窗，因为隔着玻璃阳光即使晒到皮肤上，也达不到补钙的目的。对一些缺钙比较严重的孩子，甚至是佝偻病的患儿，除了多晒太阳以外，还要服用一定的钙剂，每天适宜的供给量是500~1000毫克。另外，补钙还可采用食补法，如食用芝麻、黄花菜、萝卜、胡萝卜、海带、芥菜、田螺、虾皮等富含钙的食物，或食用排骨汤或骨头汤，其不仅含钙丰富，而且有助于身体对钙的吸收。注意不要让孩子多吃糖、巧克力、糕点等，因为其含有较多的磷酸盐，能阻碍钙在体内的代谢。

## 五、安抚情绪防抽动

马融教授指出，中医学认为，春应于肝，肝主风，在志为怒。怒是情志致病的主要原因，对人体伤害极大。儿童情志病在春季常多发或加重，如儿童抽动症。本病是由多组肌群出现不自主、交替抽动，并伴有烦躁、易怒、秽语、吼叫等症，是一种由情绪障碍引起的心理性疾病。近年来其发病率在不断上升，目前已达到5%左右。本病除药物治疗外，学校、家庭环境对疾病的治疗康复有着至关重要的作用。特别是在家庭中，家长要注意安抚患儿的情绪，具体做法：一是减轻孩子的学习压力。除正常上学以外，不要报过多的课外班，更不要有不切合实际的、过高的期望值，使孩子整天处于一种高度紧张的状态中。家长要给孩子创造一个宽松的学习、生活环境，让孩子的身心得到放松。二是让孩子的不满情绪能够得到宣泄。家长不能太强势，如出现打后不让哭，说后不让犟嘴的情况，特别对于青春期逆反心理比较强的孩子来说，即使犯错也一定要说服，不能压服。遇到学校老师、同学告状也一定要调查了解清楚后再做处理，千万不能冤枉孩子。三是家庭氛围一定要和谐。父母是孩子的第一任老师，父母的情绪变化也常常影响孩子的心理发育。若父母经常吵架，则孩子会缺乏安全感。因此单亲家庭的家长更要关心子女的身心健康。

## 六、饮食多样防口疮

清明又叫寒食节，说明从清明开始人体阳气在不断上升，此时容易患热性疾病，因此可以吃一些寒凉性的食物，如鸭肉、莴笋、苹果、梨等，增加优质蛋白和维生素的摄入，避免食用牛、羊肉等发物。另外，要鼓励孩子多吃一些粗粮、杂粮，如玉米、小米、糯米、绿豆、黄豆等。粗粮、杂粮能帮助人体补充矿物质，保证微量元素的供应，如铁、锌、锰、铜、钙、磷等，其还含有纤维素、各种维生素以及具有特殊结构的有机化合物，如芳香物质、氨基酸等。食物的多样化可醒脾开胃，促进食欲，增强孩子的消化吸收能力等，特别是防治儿童春季多发的口腔溃疡、口疮等疾病。

清明节由于气候明显转暖，昼长夜短，孩子的户外活动时间会大为增加，热量和营养物质的消耗也会相对加大，使孩子经常感到饥饿，因此可以用加餐的方式给孩子补充热量和营养物质。适宜的加餐时间为上午10~11时，下午3~4时，加餐食物可选花生米、核桃仁、红薯干、栗子、葡萄干等含有自然糖分的食物。

# 附：强身健体多捏脊法

清明时节是孩子一年中生长发育最快的时期。此时，采用中医的一些传统治疗手段可起到强身健体、促进发育和防病祛病的目的，如小儿捏脊疗法。

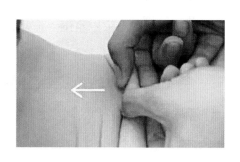

操作方法：在温暖、安静、空气新鲜的房间，让孩子取俯卧位，暴露背部和腰骶部。家长用两指食指屈曲，用食指中节桡侧顶住脊柱两侧皮肤，拇指前按，两指同时用力提拿皮肤，自下而上，双手交替捻动向前，每捏3下便将脊背皮肤提1下，自腰骶至大椎穴，最好不要中途间断，以利于经气流通，每次捏4~6遍。捏脊时应注意力度，孩子皮肤娇嫩，不宜过度用力，否则易损伤皮肤。

小儿捏脊疗法具有调理阴阳、气血、脏腑功能，提高机体免疫力的功效。若在此基础上增加一些常用的推拿手法，还可防治清明时节的常见病。

## 1. 反复感冒

（1）捏脊

常规捏脊手法3~5遍，从长强穴捏向大椎穴。重按肺俞、脾俞、肾俞穴。

（2）推三关

位置：前臂桡侧，阳池至曲池成一直线。

操作：用拇指桡侧面或食、中指指腹自腕推向肘，称推三关，屈患儿拇指，自拇指外侧端推向肘，称为大推三关。

次数：100~500次。

功效：补气行气，温阳散寒，发汗解表。

（3）揉二马

位置：手背无名指及小指，指掌关节凹陷中。

操作：拇指端揉，称揉上马；拇指端掐，称掐上马。

次数：掐3~5次，揉100~500次。

功效：滋阴补肾，顺气散结。

（4）揉足三里

位置：外侧膝眼下3寸，胫骨外侧约一横指。

操作：用拇指按揉，称按揉足三里。

次数：20~50次。

功效：健脾和胃，调中理气。

（5）补脾经

位置：拇指末节，自指尖至指根成一线。

操作：旋推或将患儿拇指屈曲，循拇指桡侧边缘向掌根方向直推为补，称补脾经；由指根向指尖端方向直推为清，称清脾经。补脾经、清脾经统称推脾经。

次数：100~500次。

功效：补脾经能健脾和胃，补气养血；清脾经能清热化湿，化痰止呕。

2. 过敏性鼻炎

（1）捏脊

常规手法3~5遍，重提按肺俞、风门、大椎穴，配合推脊从大椎穴推向龟尾穴。

（2）清天河水

位置：前臂正中，总筋至洪池成一直线。

操作：用食指、中指指腹自腕推向肘，称清天河水；用食指、中指蘸水自总筋处，一起一落弹打如弹琴状，直至洪池，同时一面用口吹气随之，称打马过天河。

次数：100~300次。

功效：清热解表，泻火除烦。

（3）揉迎香

位置：鼻翼旁开0.5寸，鼻唇沟中。

操作：用食指、中指按揉，称揉迎香。

次数：20~30次。

功效：疏风解表，通鼻窍。

（4）颧髎

位置：目外眦直下，颧骨下缘凹陷处。

操作：拇指按或中指揉。

次数：30~50次。

功效：祛风消肿。

（5）清肺

位置：无名指末节，自指尖至指根成一线。

操作：旋推为补，称补肺经；向指根方向直推为清，称清肺经。补肺经和清肺经统称推肺经。

次数：100~500次。

功效：补肺经能补益肺气；清肺经能宣肺清热，疏风解表，化痰止咳。

## 3. 大便秘结

（1）捏脊

常规手法3~5遍，重提按肺俞、小肠俞、大椎穴，配合推脊从大椎穴推向龟尾穴。

（2）清胃经

位置：拇指掌面近掌端第1节。

操作：中指或拇指端按揉，称揉掌小横纹。

次数：100~300次。

功效：清热散结，宽胸宣肺，化痰止咳。

（3）清天河水

同过敏性鼻炎。

（4）清大肠经

位置：食指桡侧缘，自食指尖至虎口成一直线。

操作：从食指尖直推向虎口为补，称补大肠；反之为清大肠。补大肠和清大肠统称为推大肠。

次数：100~300次。

功效：补大肠能涩肠固脱，温中止泻；清大肠能清利肠腑，除湿热，导积滞。

（5）拿肚角

位置：脐下2寸，石门穴旁开2寸大筋处。

操作：用拇、食、中指由脐向两旁深处拿捏，一拿一松为一次，拿肚角。

次数：3~5次。

功效：止腹痛。

小儿捏脊是我国晋代发明的一种儿童保健方法，千百年来因其有简单、方便、疗效确切等特点，深受广大患儿家长的喜爱。近年来西医提倡抚触的方法，与中医的小儿捏脊法相似。给孩子进行规律抚触，能够促进孩子生长发育，减轻机体对刺激的应激反应，缓解孩子紧张和焦虑的情绪，有效促进孩子睡眠和增强自我认知的能力。同时，抚触一般由父母在家中进行，能够增进孩子与父母的感情交流，促进亲子关系。

延伸阅读

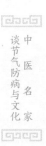
❧ 清明三月节坐功图

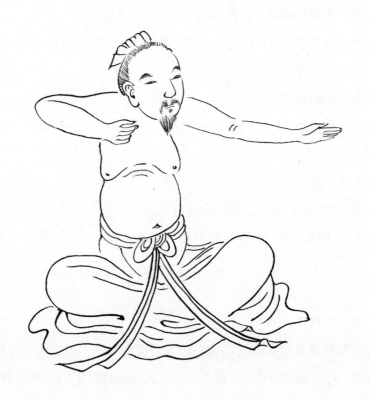

◉ 运：主少阴一气。

◉ 时：配手太阳小肠寒水。

◉ 坐功：每日丑、寅时，正坐定，换手左右，如引硬弓各七八度，
叩齿，纳清吐浊咽液各三。

◉ 治病：腰肾肠胃虚邪积滞，耳前热、苦寒、耳聋、嗌痛、颈痛不
可回顾、肩拔臑折、腰软及肘臂诸痛。

## 清明即事

（唐）孟浩然

帝里重清明，人心自愁思。
车声上路合，柳色东城翠。
花落草齐生，莺飞蝶双戏。
空堂坐相忆，酌茗聊代醉。

## 清明日忆诸弟

（唐）韦应物

冷食方多病，开襟一忻然。
终令思故郡，烟火满晴川。
杏粥犹堪食，榆羹已稍煎。
唯恨乖亲燕，坐度此芳年。

## 长安别

（唐）王建

长安清明好时节，只宜相送不宜别。
恶心床上铜片明，照见离人白头发。

# 清明夜

（唐）白居易

好风胧月清明夜，碧砌红轩刺史家。
独绕回廊行复歇，遥听弦管暗看花。

# 念奴娇·书东流村壁

（南宋）辛弃疾

野棠花落，又匆匆过了，清明时节。划地东风欺客梦，一夜云屏寒怯。曲岸持觞，垂杨系马，此地曾轻别。楼空人去，旧游飞燕能说。

闻道绮陌东头，行人长见，帘底纤纤月。旧恨春江流未断，新恨云山千叠。料得明朝，尊前重见，镜里花难折。也应惊问花，近来多少华发。

# 清明

张伯礼

时逢四月春味浓，风催百花争俏红。
桃粉杏黄梨花白，更有柳绿燕飞鸣。
又是一年清明时，祭奠先人缅怀情。
哀思追远青烟袅，还看前处绿雾生。

# 谷雨

谷雨是春季的最后一个节气，每年的4月19日至21日，太阳到达黄经30°时，为谷雨交节点。谷雨节气的到来意味着寒潮天气基本结束，气温回升加快。南方地区的谷雨有三候：第一候萍始生；第二候鸣鸠拂其羽；第三候戴胜降于桑。这是说谷雨后降雨量增多，浮萍开始生长，接着布谷鸟便开始提醒人们播种，桑树上开始见到戴胜鸟，

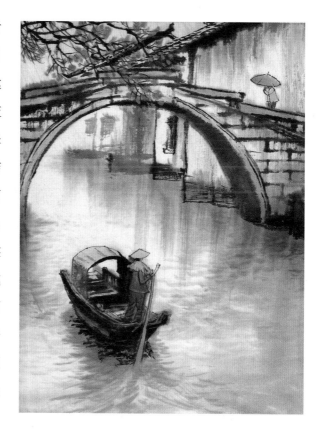

南方大地呈现出万物生发的动人情景。在北方，此时有利于谷类农作物的生长，是大地播种的适宜时节。谷雨节气同时也是播种移苗、种瓜点豆的最佳时节。

关于谷雨节的来历，据《淮南子》记载，传说远古仓颉造字是一件惊天动地的大事，黄帝于春末夏初发布诏令，宣布仓颉造字成功，并号召天下臣民共习之。这一天，下了一场不平常的雨，落下无数的谷米，后人因此把这天定名"谷雨"，成为二十四节气中的一个。

民间有"走谷雨"的习俗。谷雨这天青年妇女走村串亲，或到野外踏青，与大自然融合，寓意强身健体。南方有谷雨摘茶的习俗，谷雨茶也就是雨前茶，又叫二春茶。传说谷雨这天的茶喝了会清火、辟邪、明目等。在沿海地区，还有谷雨"祭海"的习俗。俗话说："骑着谷雨上网场。"为了能够出海平安、满载而归，渔民们在谷雨这天要举行海祭，祈求海神保佑。因此，谷雨节也称渔民出海捕鱼的"壮行节"。古时海边，村村都有海神庙或娘娘庙，祭祀时刻一到，渔民便抬着供品到庙前摆供祭祀，有的则将供品抬至海边，敲锣打鼓，燃放鞭炮，面海祭祀，场面十分隆重。在山东、山西、陕西一带，还流行"谷雨贴"的习俗。"谷雨贴"类似年画，画面中央雄鸡衔虫，爪下还有一只大蝎子，画上印有咒符，反映了人们驱除害虫及渴望丰收平安的心情。

我国的国花牡丹又被称为"谷雨花"，可见谷雨时节是踏春赏花的好时节。"谷雨三朝看牡丹"，因而赏花成为谷雨重要的娱乐活动。

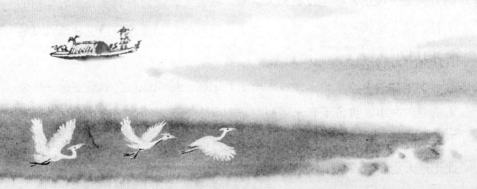

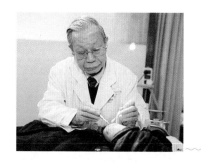

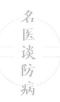
## 禤国维

国医大师，广州中医药大学首席教授，主任医师，博士生导师。从事医疗、教学、科研工作56年，获得"全国优秀教师""全国老中医药专家学术经验继承工作优秀指导老师""和谐中国十佳健康卫士""当代大医精神代表""南粤楷模""全国中医药杰出贡献奖"等荣誉。禤国维教授是第一批中医药传承博士后合作导师，第二、三、五批全国老中医药专家学术经验继承指导教师，享受国务院政府特殊津贴，现任世界中医药学会联合会皮肤科专业委员会，中国民族医学会皮肤科分会名誉会长，中华中医药学会皮肤科分会、免疫分会顾问，中国中西医结合学会皮肤性病委员会顾问，广东省中医药学会名誉会长、终身理事，广东省中医皮肤病研究所名誉所长。

禤国维教授1963年毕业于广州中医学院（现广州中医药大学），从事中医、中西医结合皮肤病的医疗、教学、科研工作近56年。他治学严谨，继承先贤理法，吸取现代新知，尊古而不泥古，长期致力于皮肤病的临床实践，临床疗效好，广受赞誉。他对中医补肾法的理论有深入研究，应用补肾法治疗皮肤疑难病，取得满意的疗效，并撰写《补肾治疗疑难皮肤病》等文发表于《新中医》等杂志。他在中医外治法的研究与运用也取得了成效，其中神功沐浴酒的研制已通过专家鉴定，达到国内先进水平，并总结了《截根疗法治疗顽固性肛周瘙痒病》《中药吹烘疗法治疗湿疹》《中药吹烘疗法治疗鹅掌风》《如意金黄散的临床应用》《移毒疗法治验》《浅谈中医外治法》《截根疗法治疗瘙痒病109例》《红升丹与白降丹的临床应用》等论文，在省级以上医学杂志发表，部分文章还在全国性学术会议上参加大会交流并获奖。通过多年的临床观察分析，他认为痤疮的产生主要是肾阴不足、冲任失调、相火妄动，采用滋肾育阴、清热解毒、凉血活血之法进行治疗，取得满意的疗效。他主持的广东省科委科学基金课题"中药消痤灵治疗寻常痤疮的临床与实验研究"获广东省中医药科技进步奖，并于《广州中医药大学学报》等发表了《中药消痤灵治疗痤疮的多中心随机对照研究》等数篇论文。禤国维教授对皮肤外科的急症处理、性病、脱发病、色素性皮肤病等的治疗研究也有丰富的心得。

# 谷雨时节谈皮肤病预防

谷雨是一个与降水密切相关的节气，但是与秋冬季的寒露、霜降、小雪、大雪节气所显示的降水形态不同，谷雨是降雨明显增多的节气。春天的雨，各有各的姿态。雨水的雨给人烟雨蒙蒙的感觉，而谷雨的雨量就明显地多了起来。谷雨最主要的天气特点是温暖多雨，有利于谷物生长，有"雨生百谷""时雨乃降，五谷百果乃登"的意思。

华南东部在谷雨时节雨水较丰，每年第一场大雨一般出现在这段时间。谷雨时节，中国南方大部分地区已经"杨花落尽子规啼"，柳絮飞落，杜鹃夜啼，自然景物告示人们时至暮春了。这时，南方的气温升高较快，一般4月下旬平均气温已达20~22℃，比中旬增高2℃以上。华南东部常会有一两天出现30℃以上的高温，使人开始有炎热之感。民间有"谷雨阴沉沉，立夏雨淋淋""谷雨下雨，四十五日无干土"等谚语，都是以雨为中心。而北方，随着气温的回升，雨水增多，突然降温出现霜雪的情况就比较少了，所以有谚语说"清明断雪，谷雨断霜"。另外，此时也是春雷初现之时，惊醒百花齐放，柳絮飞落。

禤国维教授认为，物候的变迁往往伴生相应的情怀。刘勰的《文心雕龙》曰："春秋代序，阴阳惨舒，物色之乐，心亦摇焉。"其讲述的是时节变幻，气候随之转化，生物也开始演化，心情也随着变化。谷雨时节人们正在经历春花烂漫的春天，内心的舒畅情怀油然而生。唐代刘禹锡《赏牡丹》中的"唯有牡丹真国色，花开时节动京城"凸显了谷雨时节的牡丹花高贵而惊艳之美，可以说牡丹花是谷雨时节的代表花信。宋代苏轼则云："荼蘼不争春，寂寞开最晚。"当时被贬至黄州的苏轼虽然生活困窘，但是谷雨时节迟迟开放的荼蘼花隐喻了他乐观旷达的人生情怀。

随着谷雨时节天气和物候的变化，各地都有一些有益于健康防病的传统民俗。谷雨前后，香椿醇香爽口，营养价值高，故有"雨前香椿嫩如丝"之说。人们把春天采摘、食用香椿说成是"吃春"。鲜椿芽中含有丰富的蛋白质、胡萝卜素和维生素C，其气香味美，具有健胃理气、止泻润肤等功效。南方谷雨有摘茶的习俗。谷雨茶也就是雨前茶，是谷雨时节采制的春茶，又叫二春茶。春季温度适中，雨量充沛，使谷雨茶富含多种维生素和氨基酸，滋味鲜活，香气怡人。因此喝谷雨茶有清火化湿的功效，能预防湿热蕴结的皮肤病如痤疮、毛囊炎等。

谷雨时节由于气温回升，人们的代谢旺盛，加上自然界的气候变化也较为剧烈，自然界中的非常之气常可引发一些皮肤疾患。禤国维教授指出预防皮肤病还需要注意以下7个方面。

## 一、勤洗发，防脱发

谷雨时节气温上升，湿度增大，头皮皮脂分泌增加，头发容易变油，更容易吸附灰尘、过敏原等污物。这种情况下，常常引起脱发增多。因此，洗发的频率应该比冬天要勤一些，一般需要隔一天一洗，保持头发的清爽。但洗发也不能太频繁，除非是建筑工人等接触粉尘多的人群，才需要每天洗一次。洗发的水温不宜太高或太低，一般以30℃左右为宜，洗发后使用吹风机时不能吹得太干，以免影响发质。对于头皮敏感的人群，最好选择含植物元素的温和洗发水，少用全化学成分的洗发水，以免刺激头皮，加剧脱发。头油不多的时候，可以只用清水洗头。

禤国维教授认为，脱发并不可怕，关键是要及时治疗，还要善于维持现状。正常情况下，每个人每天脱发70~100根，但脱发病患者脱落的数量要多得多，如果持续两三个月，毛发就会变得稀疏或出现斑片状脱发。斑秃是脱发的一个特殊情况，其往往是突然出现圆形或椭圆形的斑片状脱发，常无自觉症状。如果出现了这种情况也不要过于紧张，脱发区的头发是可再生的。

禤国维教授特别介绍了两款生发汤，若病机明确，可作为防脱发保健食疗。

<table>
<tr><td>脂溢性脱发<br>调理汤</td><td>制法：松针、桑叶、芫荽、薄盖灵芝、蒲公英各15克，<br>鱼胶50克，以清水1500毫升，煎至500毫升，调<br>味即可食用。<br><br>功效：疏风清热祛湿，补肝肾，祛脂生发。</td></tr>
</table>

<table>
<tr><td>斑秃生发汤</td><td>制法：松针、薄盖灵芝、五指毛桃、枸杞子、女贞子各<br>15克，加乌鸡肉200克，以清水1500毫升，煎至<br>500毫升，调味即可食用。<br><br>功效：滋补肝肾，益气养血生发。</td></tr>
</table>

此外，经常用木梳子梳头或者用十指的指腹轻轻地叩击头皮，也有防脱发和生发的作用。

## 二、适当保暖，防病毒性疱疹

谷雨时节天气忽冷忽热，正气容易受损，人体容易出现机体免疫力失调，多是带状疱疹和单纯疱疹的发病期。虽然同为疱疹，但是带状疱疹与单纯疱疹却有着很大的区别。带状疱疹主要侵犯皮肤和局部神经，表现为沿周围神经分布的带状水疱，并常伴有受累神经支配区域的剧烈疼痛；而单纯性疱疹则多是皮肤黏膜交界处出现的簇集性小水疱，可伴有皮肤痒、灼热感或刺痛以及红肿。虽然谷雨时气温升高较快，但昼夜温差较大，往往是中午热、早晚凉，因此早晚应添加衣服，适当保暖，避免外邪的侵扰，保护正气，但也要注意不要穿得过多。如果衣服穿多了有烦热之感，就表示可能已有火热内生的情况了。中医学认为，热邪可以腐肉败血，而生痈疡。因此保暖需适度，尤其是平素阳气较盛的人要适当减少衣物，以免引起皮肤疮疖和毛囊炎症。老年人和儿童等体质较弱的人群，需要及时添加或减少衣物，保持身体的舒适温度。

## 三、谨防花粉过敏、昆虫咬伤和风湿邪气

由于谷雨时天气转暖，人们室外活动增加，桃花、杏花开放，杨絮、柳絮四处飞扬，过敏体质者应注意防止皮肤过敏、湿疹、荨麻疹等皮肤病。谷雨时节，各种昆虫的繁殖和活动也变得频繁，注意不要停留在潮湿阴暗的处所，以免被昆虫叮咬，引起局部虫咬皮炎甚至严重的全身过敏反应；应尽量穿长衣、长裤防护过敏原和昆虫；贴身衣服的材质以纯棉为好，既能够保证柔软透气，又可减少皮肤刺激。

谷雨后雨水增多，空气湿度加大，风湿邪气容易侵袭肌肤，应小心防范。因此在日常生活中注意不要久居潮湿之地，衣服淋湿了要及时更换，不要长时间地在风口处停留，避免淋雨，天气好时应多到外面晒太阳，适当锻炼身体，增强体质。

## 四、运动防病，可选择散步、慢跑等方式

禤国维教授认为，运动一定要适度，必须根据自己的生理和心理特点进行选择，即便是年轻人，运动强度也不是越大越好。谷雨正值春夏之交，此时人体运动后较易出汗。通过散步、慢跑等方式微微出汗，可使全身气血舒畅，有利于提高免疫力，预防疾病。如果经常剧烈运动导致大汗，反而容易导致阳气阴津耗伤，免疫力下降。谷雨时节万物靠雨水生长、成形、壮大，人体也是一样，谷雨时节应遵循"懒散形骸，勿大汗，以养脏气"的原则，适度运动。坚持锻炼是禤国维教授保持活力的妙招。

他每天早晨上班，坚持提前出门步行至车站，等车的时候也不闲着，活动一下手脚；晚间慢步走走，就算遇到刮风下雨等恶劣天气，他的锻炼也继续，只是改为在室内慢步走半小时至1小时。

## 五、情志防病，切忌遇事急躁，妄动肝火

谷雨时节，肝气当令，肝主怒，人的情绪反应与肝有密切关系。通常，在4～5月时人们容易出现情绪波动，尤其是阳亢之人更容易急躁易怒；如果内有肝郁，外有风寒束表，往往会阳郁化火。肝气郁结、阳郁化火会导致内分泌失调，在皮肤方面引起痤疮、脂溢性皮炎等疾病。因此在谷雨时节应格外注意保持情绪乐观，切忌遇事急躁，妄动肝火，遇到烦恼时要及时找到倾诉的途径。调畅情志的方法除了主动适当地自我反省，尽量舒缓不良情绪之外，还可以经常到户外、公园、大自然中走走，通过适度的运动来使郁滞在内的阳气散发，让腠理开泄，从而调和营卫之气，祛除表邪。

"常把事情往好的方面想，宽容点，大度点，生活便总是美好的。有时候，我出门坐公交上错了车，我也会乐呵呵地再转车，就当在车上看看周围的风景，散散心。"褚教授笑言。工作与生活，最需要的是包容理解、将心比心，当你拿起鲜花送给别人时，最先闻到香味的便是自己。

## 六、饮食方面，要注意食材清淡易消化

春季肝气旺，肝气乘脾，会导致脾胃较弱，饮食上需注重调养脾胃，尽量选择清淡、不油腻、易消化的食物，忌过早食冷饮。民间有谚语说："谷雨夏未到，冷饮莫先行。"谷雨时气温虽已较高，但仍未到炎热的夏季，食用冷饮后，肠胃受到冷刺激常会导致消化道功能紊乱。脾胃功能失常，渐生湿邪，郁而化热而致湿热内盛，熏蒸肌肤，往往容易引起湿疹和荨麻疹等皮肤病。

禤国维教授认为，食疗自古是中医疗法的一部分，在谷雨时节，一般的湿疹、荨麻疹等过敏性皮肤问题可以适当服用以下茶饮和汤。

| 过敏煎茶饮方 | 制法：银柴胡、乌梅、五味子、防风、生甘草各10克，薄盖灵芝15克，五指毛桃15克，以清水1500毫升，煎至500毫升，即代茶饮用。 |
| :---: | :--- |
| | 功效：疏肝敛阴，散风止痒，可用于预防和治疗湿疹、荨麻疹等过敏性疾病。 |

| 沙参玉竹汤 | 制法：北沙参、玉竹各20克，麦冬15克，陈皮10克，薄盖灵芝15克，猪皮或水鱼裙边50克，以清水1500毫升，煎至500毫升，调味即可食用。 |
| :---: | :--- |
| | 功效：清心润肺，和胃护肤，清补又不腻，可用于预防和治疗湿疹、特应性皮炎等过敏性疾病。 |

## 七、经常按摩肝经和心经的穴位

谷雨时节正处于春夏之交，阳气升发接近高峰，比较容易出现肝火旺盛的情况，经常按摩肝经的穴位，有助于清肝泻火。太冲穴是肝经的原穴和输穴，按揉太冲穴具有显著的疏肝泻火之效。太冲穴在足大趾缝往脚背上4厘米左右的凹陷处，在此处用拇指指腹适当用力按揉，仔细找到最痛的点，然后朝着足大趾缝方向反复推揉，有助于疏肝泻火，舒缓情绪。

此外，禤教授还经常教睡眠不好的患者按摩神门穴。神门穴是手少阴心经的穴位之一，位于腕部，腕掌侧横纹尺侧端，尺侧腕屈肌腱的桡侧凹陷处。他嘱患者在睡前用食指的指腹按摩神门穴，顺时针、逆时针各50次，有助于帮助患者入睡。

延伸阅读

❧谷雨三月中坐功图

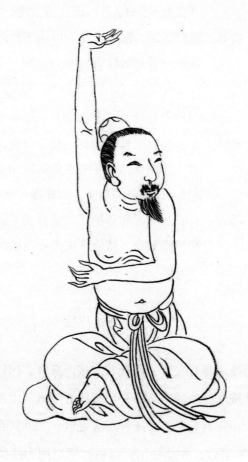

◉ 运：主少阴二气。

◉ 时：手太阳小肠寒水。

◉ 坐功：每日丑、寅时，平坐，换手左右举托，移臂左右掩乳各五七度，叩齿，吐纳，漱咽。

◉ 治病：脾胃结瘕瘀血，目黄、鼻衄鼽、颊肿、颔肿、肘臂外后廉肿痛、臂外痛、掌中热。

## 渔歌子

（唐）张志和

西塞山前白鹭飞。桃花流水鳜鱼肥。
青箬笠，绿蓑衣。斜风细雨不须归。

## 老圃堂

（唐）薛能

邵平瓜地接吾庐，谷雨干时偶自锄。
昨日春风欺不在，就床吹落读残书。

## 天仙子

（北宋）苏轼

走马探花花发未。人与化工俱不易。千回来绕百回看，蜂作婢。
莺为使。谷雨清明空屈指。
白发卢郎情未已。一夜剪刀收玉蕊。尊前还对断肠红，人有泪。
花无意。明日酒醒应满地。

# 蝶恋花

## （南宋）范成大

春涨一篙添水面。芳草鹅儿，绿满微风岸。画舫夷犹湾百转。横塘塔近依前远。
江国多寒农事晚。村北村南，谷雨才耕遍。秀麦连冈桑叶贱。看看尝面收新茧。

# 吴歌

## （清）蔡云

神祠别馆聚游人，谷雨看花局一新。
不信相逢无国色，锦棚只护玉楼春。

# 七绝·谷雨

### 张伯礼

谷雨润霏滋禾生，牡丹花盛布谷鸣。
处处盎然春意好，人人抖擞心中梦。

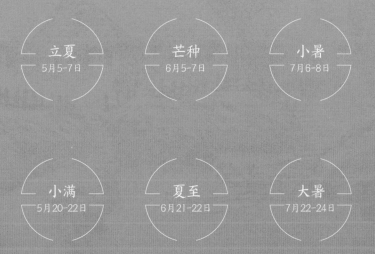

| 立夏 | 芒种 | 小暑 |
|---|---|---|
| 5月5-7日 | 6月5-7日 | 7月6-8日 |

| 小满 | 夏至 | 大暑 |
|---|---|---|
| 5月20-22日 | 6月21-22日 | 7月22-24日 |

夏

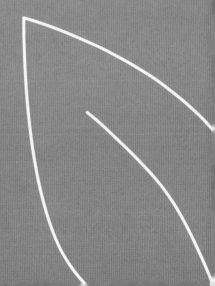

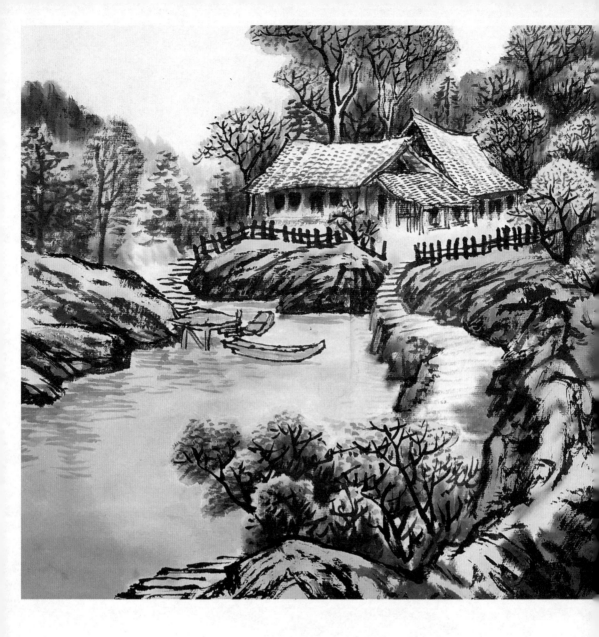

# 初夏杂咏四绝其二

叶嘉莹

一庭榴火太披猖，布谷声中艾叶长。

初夏心情无可说，隔帘惟爱枣花香。

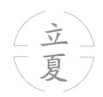

立夏

每年的四月初一前后，人们就迎来了夏季的第一个节气，立夏。"夏气重渊底，春光万象中"，立夏时节，万物生长，欣欣向荣，大自然一副充满暖光的惬意景象。

立夏时节，万物繁茂，明代《莲生八戕》一书中写有："孟夏之日，天地始交，万物并秀。"这时夏收作物进入生长后期，冬小麦扬花灌浆，油菜接近成熟，农谚有"立夏看夏"之说，水稻栽插以及其他春播作物的管理也进入了大忙季节。因此，我国自古以来很重视立夏节气。

立夏之日，也有很多民间习俗。其一便是"立夏蛋"。俗话说"立夏胸挂蛋，孩子不疰夏"，疰夏是夏日常见的症状，患者多腹胀厌食，乏力消瘦，儿童尤易出现疰夏。立夏这日，人们煮好鸡蛋，有的地方还特地用红茶或核桃壳煮蛋，称"立夏蛋"。他们将蛋放入用彩线编织的蛋套中，相互馈送，传达美好的祝福。孩子们斗蛋为戏，以蛋壳坚而不碎为赢。

在南方，立夏还有"称人"的习俗。所谓"称人"就是大人拿来一杆大秤，秤钩上挂一只大筐，孩子则坐到筐里称体重。古诗云："立夏秤人轻重数，秤悬梁上笑喧闺。"立夏之日的"称人"习俗传说起源于三国时期，刘备去逝后，诸葛亮把他的儿子阿斗交予赵子龙送往江东，并拜托其继母吴国孙夫人抚养。那天正是立夏，孙夫人当着赵子龙面给阿斗称了体重，来年立夏再称一次看增加体重多少，再写信向诸葛亮汇报，由此形成了"称人"的风俗。据说这一天称了体重之后，就不怕夏季炎热，不会消瘦和病灾缠身。

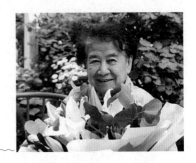

## 名医小传

### 刘敏如

　　1933年5月出生于成都，祖籍四川德阳。成都中医药大学教授、博士生导师，全国首位女国医大师，全国中医药杰出贡献奖获得者。现任中华中医药学会中医妇科专业委员会荣誉主委、广东省中医院主任导师、香港大学中医药学院名誉顾问、香港中文大学中医学院顾问、澳门政府卫生局中医药顾问、澳门中国中医药文化研究促进会首席专家、澳门中华中医药学会荣誉教授。

　　刘敏如教授是新中国成立以后中医药高等教育培养出来的第一代中医人，是中医界难得的医、教、研、管的复合型人才，是当代中医女科承上启下的传承人代表。其学术思想遵古不泥古，衷中参西，致力创新；临床经验丰富，教书育人，桃李满天下；专攻中医妇科学，颇有建树。她是女性大健康的首创者，致力于中医妇科学疑难病症的正本清源与现代化结合的研究，补遗中医妇科疾病学新病种（经水早断、外阴白色病变诸症、胞中脂膜壅塞诸症、慢性盆腔疼痛诸症），对子宫出血诸症、妇科郁症、妇科肿瘤等进行持续的研究。

# 谈节气与妇科疾病防治

刘敏如教授说："二十四节气是我国对自然界研究的伟大贡献。"中国先人通过对天文地理的研究与自然界的气候、物候规律变化的总结，得出"五日为候，三候为气，六气为时，四时为年"的认识，这里的"气"即指节气。中国是一个传统的农业大国，自古重视农业生产，也重视从整体和动态的视角认识事物，从而将天文、地理、气候与物候等现象结合到一起来认识客观自然世界，产生了二十四节气的概念，节气文化至今仍指导着农耕活动、疾病的防治与养生。

二十四节气理论还体现了中国传统哲学观与思维方式，如其中包含了气与阴阳的学说。《管子·四时》曰："阴阳者，天地之在理也，四时者，阴阳之大径也。"同时，四时节气的变化也是阴阳之气转化的过程。《管子·形势解》云："春者，阳气始上，故万物生。夏者，阳气毕上，故万物长。秋者，阴气始下，故万物收。冬者，阴气毕下，故万物藏。"这比较早地阐述了四时阴阳之气升降的变化。

## 一、节气养生防病——天人合一与整体观的体现

刘敏如教授说，中国古人认为气是宇宙万物生成的本源，如在《鹖冠子·环流》篇中就认为"有一而有气，有气而有意，有意而有图，有图而有名，有名而有形，有形而有事，有事而有约。约决而时生，时立而物生"。此即阐述了气化生万物的过程。气由无形生成有形之质，并形成一定的规律，而后随着日月流转，四时分立，万物生成。气是构成万物的基本物质，气之变化规律就是万物变化的规律，自然界万物遵守共同的规律。有了天地人源于同一之气，才逐渐形成了天人合一的思想，即天在

上，地在下，人在中，三者之气分布在不同领域却遵循相同的规律。正如《素问·六微旨大论》中所说："天枢之上，天气主之；天枢之下，地气主之；气交之分，人气从之，万物由之。"

刘敏如教授认为，二十四节气中的春分、夏至、秋分、冬至是最早被认识的节气，但是中国人却以"四立"，即立春、立夏、立秋、立冬作为季节的开始。这种特殊文化的产生是以中国特殊的地理位置和地形特点为基础的，与中国的整体观念等思维方式有关。中国古人基于传统的气与阴阳理论，通过细致地观察，发现虽然气候变化万千，但四季总体符合春夏阳生阴消、秋冬阴长阳消的变化规律，而且这种阴阳变化有着由微渐著且有一定惯性的特点。一年之中阴阳变化的转折点或极点是在二分（春分、秋分）、二至（夏至、冬至），然而天之阴阳的变化与地之寒热存在着三个节气的差异，也就是"气交"。这也是为什么中国不以二分、二至作为四季的开始，而有"热在三伏，冷在三九"说法的原因。"气交"使天地之气"升降浮沉"而交感，但也出现了"气交易位"的不正常气候。也就是说阴阳之气交有定时，但是气候变化的位置可能会移动，而出现气候的非其时、太过或不及。因此，人首先要"顺应"自然规律，如《素问·四气调神大论》提出了"春夏养阳，秋冬养阴"的养生准则，但也要积极应对不正常的气候现象，防患于未然。

## 二、承春入夏，温阳养心不忘补血畅情志

刘敏如教授指出，立夏以后，人们总体应当延续春天养阳气的基本原则。夏季重在养心，情志方面要尽可能保持情绪稳定，不发怒，不过喜，对外界事物保有兴趣，不能因为炎热而过于懈怠。在饮食方面应以清淡饮食为主，多吃蔬菜，少油腻，可适当吃些生姜、大枣、莲子肉以助温阳养血。但要注意本身偏热性体质的人，如经常口舌生疮、大便干燥者则应以百合、竹叶等煮水代茶饮。夏季瓜果较多，且性多寒凉，少量食用可以降

温去暑，但大量食用则可能损伤阳气，即少吃有益，多食有害。同理，各种冷饮也要少吃，空调的温度与室外温度差最好在10℃以内。入夏以后，人们应当晚睡早起。白天漫长，可以午睡小憩，以防阳气过度外散。另外，此时还可以选择慢跑、快走、瑜伽、游泳等运动形式，但要注意中医学认为"血汗同源"，出汗过多会加重血虚，故应以"微微汗出"为度。运动后要注意补充水分和清洁卫生，同时要避免冷水沐浴。

立夏时节，恰是承春入夏之时，养心助阳是顺自然之常气，但是也要重视女子特质。刘敏如教授认为，女子以阴为本，以血为养，故女子重在育阴以涵阳，温阳养心的同时不能忽视养血的重要性。从春入夏，对于女性来说是一个很重要的转换时节，易发内伤疾病。此时女性容易出现情绪疾病、月经失调以及出血性疾病。

清代医家叶天士曾经说过："女子以肝为先天之本。"而肝主藏血，体阴而用阳，在人体有调理气机和调节血液的功能。因此女性更容易因为肝的功能失调而出现气机阻滞，导致情志不畅。再加上女性有月经的因素，容易出现血虚的问题，使肝失所养，又可进一步加重情志失调。中医学认为，春季在五行属木，应肝。如果春季没有很好地滋肾阴、疏肝理气，就容易导致肝气郁滞甚至化火，藏血功能失常，出现脾气急躁易怒、头晕、上火以及各种出血症状；肝郁脾虚亦可导致饮食不佳，气血生化不足，而出现月经失调。而夏季五行属火，应心，从中医的角度来看，心主血脉，与血液的化生密切相关，血液的盈亏又直接影响着心的功能。同时心又为君主之官，五脏六腑之大主，故对女性而言，立夏时节既要弥补春季疏肝气的不足，又要温阳养心补血以顺旺夏之君，使气血充盛通畅，五脏调和，从而人的情绪自然舒畅，月经正常。

月经作为女性的一种生理现象，与女性的生育能力息息相关。《素问·上古天真论》曰："月事以时下，故有子。"可见月经正常是女性受孕的前提，同时也是女性身体状况良好的反映。刘敏如教授将女性的月经周期分为行经期、经后期、经间期、经前期，并从阴阳动态转化的角度考量月经周期中不同时段的治疗。她认为，月经来潮是"重阳转阴"，经后期至经间期则是"阴长"过程，经间期是"重阴转阳"，从经间期至经前期则是"阳长"的过程。由于其每个阶段的生理特点不同，故而治疗方法也不同。如行经期患者常以气血欠充失和为特征，故刘敏如教授常以四物汤为底，并加香附、炒枳壳、鸡血藤、牡丹皮、益母草来和血通经。经后期至经间期是由血海空虚至肾气渐盛的过程，当以"平补气血阴阳"为要，以待"天地氤氲，万物化纯；男女构精，万物化生"的经间期的到来。这个变化过程中肾气、冲任气血逐渐充盛，达到重阴及阳之极，阳气开始生发，阴精施泻，故而治疗时方药宜甘温灵动，常选左归丸合五子衍宗丸，或菟丝子肉苁蓉丸化裁，不可妄投大辛大热之品，耗伤阴血。以阳长为特点的经前期是在肾气主导下，肝调血、脾施生化、心主胞脉等功能共同作用于冲任、胞宫，使气血俱盛的过程，故而治疗时以补肾健脾、益气养血为要务，常用寿胎四君汤加淫羊藿、山茱萸、黄芪、熟地黄、黄精、北沙参、肉苁蓉等治疗，以提高胞宫"藏精气而不泻"的功用，为受精卵的着床受孕提供内环境。对于邪实盛而正气虚不明显的患者，可以凭借此阶段气血阴阳偏盛的生理特点，在扶正的前提下，合理应用攻邪法。如子宫内膜异位症要兼用行气活血、软坚散结法，金刃所伤导致子宫内膜受性差者可兼用理气活血利湿法。但此阶段要慎用清热寒凉之药，以防血遇寒则凝，不利于行经时期病邪外出。对于女性而言，月经病的调治既要顺应自然界的规律，更要结合自身的身体节律。立夏以后，阳气开始隆盛，在用药过程中还需遵循"用热远热"的原则，以防生内热而伤津动血，引发出血性疾病。

## 三、暑甚夹湿，养心还需健脾祛湿

立夏以后，暑热渐甚，大部分地区开始进入湿热的"桑拿天"。外湿太过则易困脾伤阳，进一步导致人体内湿的产生，出现胸脘痞闷、身体重滞、口黏苔腻等症。女性在这一时期常常感受外邪，容易出现白带增多、瘙痒、异味，乳房感染等问题。

刘敏如教授指出，临床常见的阴道炎通常是由细菌、真菌或滴虫等诱发的。但人体本身并不是无菌环境，之所以会发病还是因为人体内外环境共同作用的结果。暑热之时，人体出汗较多，温暖而潮湿的环境恰是各种病原菌滋生的温床，因此女性要尤其注意保持外阴的清洁与干燥，穿宽松、吸汗、透气材质的衣物，内裤一定要单独清洗，且最好是在阳光下晾晒。如果人自身的湿气较盛，也容易导致白带偏多、汗出黏腻不爽，此时不宜使用卫生护垫。除了带下问题，暑夏时节如果湿热下注，女性还容易出现尿急、尿痛等泌尿系感染症状，此时可以通过多饮水、多排尿、不憋尿来预防。

暑湿黏滞的特性还会导致汗出不畅，毛孔开泄失可，易出现皮肤感染的情况。而女性的乳房部位由于组织比较疏松，小的皮肤感染也可能会扩大成比较严重的疮疡，因此也需谨慎对待。女性应穿合身、吸汗透气的内衣，避免衣着不适造成的皮肤损伤；经常洗温水浴，切忌汗出时用冷水冲淋。

对于女性而言，产褥期是一个非常特殊的时期，中国传统有"坐月子"的习惯，即让产妇尽可能休息以达到恢复身体的目的。但需要注意的是，暑夏之时坐月子一定要防止中暑，中暑时产妇可出现口渴、皮肤湿冷、胸闷、恶心，甚至体温升高等症状。为了避免"中暑"的发生，首先就要保持居室内早晚定期通风，室内温度不宜过高，但也不应与外界温差过大。由于产妇在产后需要将体内多余水分排出，或部分产妇体虚比较严重，往往一直处于微微汗出的状态，比较怕风，因此可以让产妇在通风的时候暂时去其他房间。汗液黏腻，不利于身体热量的散发，故应在避风的环境下用温水定期帮助产妇擦拭身体，并及时更换干燥的衣服。产妇饮食不可过于油腻，适量饮水，以免乳汁过于稠厚；要保持乳汁排泄的通畅，避免存奶；注意睡姿，避免压迫乳房，以减少乳腺炎症的发生；及时做好恶露的清理，防止宫内感染的发生。同时，产妇还要保持心情愉悦，平衡好照顾孩子与自身休养的需求，不要过于疲劳。另外，刘敏如教授还强调，产妇中暑不局限于盛夏，还要警惕人为营造出来的湿热坏境。

预防疾病的发生，除了有效减少外感因素的同时，还要调理脏腑功能顺应自然界的变化。古人云："渴而穿井，斗而铸锥。不亦晚乎。"故而立夏以后，养心的同时还要助脾阳以应对之后时令中自然界湿气的不良作用。脾阳升散功能正常，则自然界的湿气不能为病。薏苡仁、赤小豆都是健脾祛湿的药食同源佳品，但要注意对于体质虚弱的人不可进食太多。另外，还可通过按摩内关、劳宫穴养心安神，按摩三阴交、足三里穴等健脾燥湿。

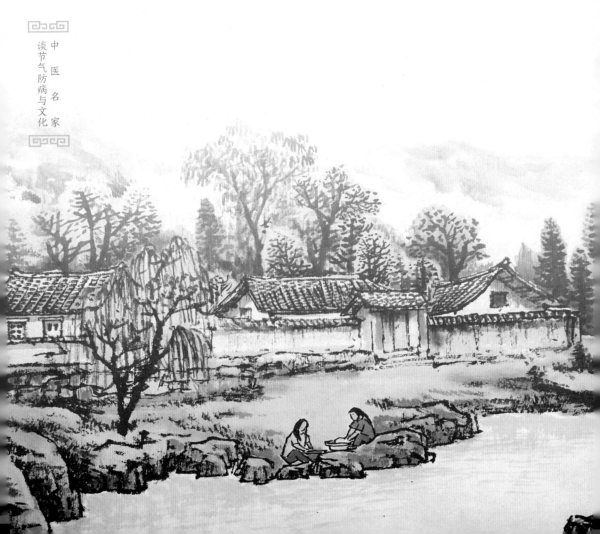

◦ 立夏四月节坐功图 ————————————————————

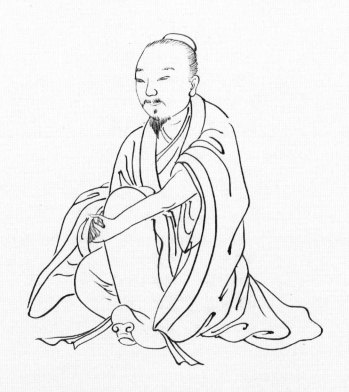

夏季篇
·
立夏

◉ 运：主少阴二气。

◉ 时：配手厥阴心包络风木。

◉ 坐功：每日以寅、卯时，闭息瞑目，反换两手，抑掣两膝，各
　　　五七度，叩齿，吐纳，咽液。

◉ 治病：风湿留滞，经络肿痛，臂肘挛急，腋肿，手心热，喜笑不
　　　休杂症。

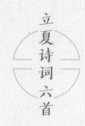

## 立夏日忆京师诸弟

（唐）韦应物

改序念芳辰，烦襟倦日永。
夏木已成阴，公门昼恒静。
长风始飘阁，叠云才吐岭。
坐想离居人，还当惜徂景。

## 四月十三日立夏呈安之

（北宋）司马光

留春春不住，昨夜的然归。
欢趣何妨少，闲游勿怪稀。
林莺欣有托，丛蝶怅无依。
窗下忘怀客，高眠正掩扉。

## 立夏

（南宋）陆游

赤帜插城扉，东君整驾归。
泥新巢燕闹，花尽蜜蜂稀。
槐柳阴初密，帘栊暑尚微。
日斜汤沐罢，熟练试单衣。

# 小池

（南宋）杨万里

泉眼无声惜细流，树阴照水爱晴柔。
小荷才露尖尖角，早有蜻蜓立上头。

# 立夏前一日有赋

（明）杨基

渐老绿阴天，无家怯杜鹃。
东风有今夜，芳草又明年。
蚕熟新丝后，茶香煮酒前。
都将南浦恨，聊寄北窗眠。

# 五绝·立夏

张伯礼

暮春日落晚，初夏午生倦。
着衣无厚薄，放眼绿已满。

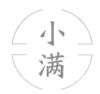

# 小满

　　小满是夏季的第二个节气。"四月中，小满者，物致于此小得盈满"，这时全国北方地区麦类等夏熟作物籽粒已开始饱满，但还没有成熟，相当于乳熟后期，所以叫小满。

　　夏季气温升高，日晒时间长，水分消耗大，又是大多数农作物生长的关键时期，因此与其他季节相比，灌溉显得尤为重要。小满时节的"抢水"习俗，实际上是农民们真实生活的写照。以前，人们以水车车水排灌，水车一般都于小满时启动。农民们以村为单位，在小满时举行"抢水"仪式，即由年长执事者约集人提前准备，小满之日黎明一起出动，燃起火把于水车上，待执事者以鼓锣为号，众人一起应和，开始踏动水车，把河水引灌入田。农谚有"小满动三车"之说，除了水车外，"三车"还包括牛车、丝

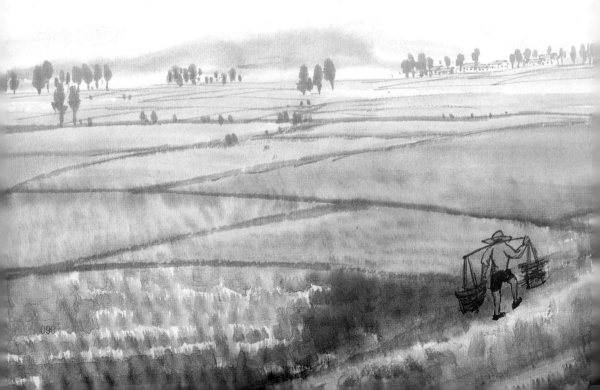

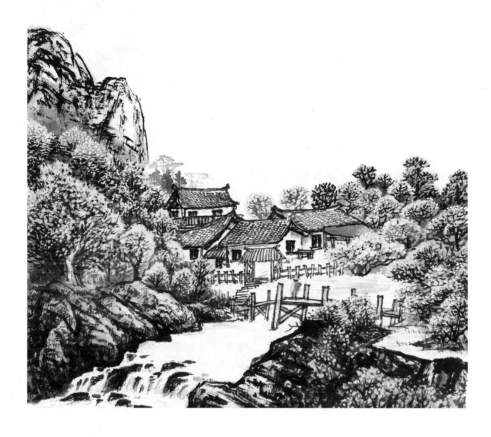

车。"祭三车"是指在小满时节，农民们要祭祀掌管这三车的神灵，祈求神灵保佑，风调雨顺，来年有个好收成。相传，"车神"为白龙，农家要在水车前举行祭祀仪式，在车上放置鱼肉、香烛等供品祭拜，而且还要特地准备白水一杯作为祭品，祭时将水泼入田中，祝水源涌旺。

《周书》曰："小满之日苦菜秀。"作为最早食用的野菜之一，苦菜具有一定的营养成分和药用价值。小满时节人们喜欢吃苦菜，其对夏季的热证有一定的预防作用。

在云南地区，小满还有"绕三灵"的习俗。此时云南水稻几近成熟，人们便在繁忙的水稻农事之前载歌载舞，这也是祈祝丰收的祷告仪式。

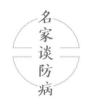

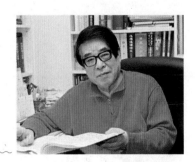

名医小传

### 张大宁

　　国医大师，中央文史馆馆员，国际欧亚科学院院士，中医肾病学的奠基人。从20世纪90年代至今，他连续五届担任中央领导的保健医生，被评为优秀中央保健医生。1990年8月，张大宁作为首位大陆杰出学者赴台湾讲学会诊，受到台湾中西医学术界及广大民众的热烈欢迎，被称为"破冰之旅"，架起了海峡两岸的第一座桥梁，受到中央领导的表扬。1998年，经中国科学院提名，国际天文学会批准，将中国科学院发现的8311号小行星命名为"张大宁星"，这是世界上第一颗以医学家命名的小行星，中国集邮总公司为此特别发行了首日封，全国人大常委会副委员长、医学泰斗吴阶平特别题字，以示祝贺。张大宁作为中医肾病学的奠基人，20世纪80年代，编著了我国第一部《实用中医肾病学》和《中医肾病学大辞典》，科学、详尽地规范了"中医肾病"的概念和范畴，以及临床常见病证的辨证论治规律，为日后中医肾病学的发展奠定了有力的基础。他所提出的"肾为人体生命之本""心——肾轴心系统学说""补肾活血法"等理论已为中西医学术界所公认。几十年来，张大宁一直致力于中医肾病学的医、教、研工作，并取得了很好的成绩，大大提高了治疗效果，曾获国家多种奖励，在国内外广受赞誉。同时，张大宁曾任第七、八届全国政协委员，第九、十、十一届全国政协常委，第十一届全国政协教科文卫体委员会副主任，中国农工民主党第十二、十三、十四届中央副主席，天津市政协第十二届副主席，现任天津市中医药研究院名誉院长、中国中医药研究促进会会长、全国中医肾病学会终身荣誉主任委员。

# 小满时节防湿热邪诱发疾患

小满节气，天气潮热。国医大师、天津市中医药研究院名誉院长张大宁教授说："小满时节寓意着水涨谷满、万物繁茂、生长旺盛成为季节主题，此时节人体生理活动也处于最旺盛时期，消耗的营养物质为二十四节气中最多，故应及时适当补充，以使人体五脏六腑不受损伤。随之而来的便是热邪和湿邪，往往会成为人们患病的主要诱因，务必加以预防。"

## 一、小满节气易肾患 未病先防很关键

张大宁教授提出，小满节气疾病易发，建议加强"未病先防"的养生意识，从增强机体的正气和防止湿热邪气的侵害两方面入手。这时节的主要病机突出表现在肾虚血瘀湿热。

肾虚血瘀湿热导致的慢性肾脏疾病是目前发病率不断上升的一组疾病，西医学尚无疗效较好的治疗方法，但中医治疗此病有独特的优势。国医大师张大宁在50多年的临床实践中，形成了独特的学术思想，并积累了丰富的临床经验。

张大宁认为，慢性肾炎，起病隐匿，病程较长，常因感冒、病灶感染或疲劳等因素诱发和加重。肾虚血瘀是各类老年病、慢性病某些特定阶段和人体衰老的共同病理，也是慢性肾炎的根本病机。《素问·调经论篇第六十二》记载："五脏之道，皆出于经隧，以行气血，血气不和，百病乃变化而生。"而肾虚可导致血瘀，肾本身就存在自然老化的过程，伴随肾精、肾气的虚衰，自然形成瘀滞。在病理情况下，肾阳不足，推动温煦作用减弱可致气滞血瘀；精血互为资生，精足则血旺，肾阴亏虚，阴液不足，血脉不充，血行涩滞出现血虚也可致瘀。

邪之所凑，其气必虚，肾虚是慢性肾炎的发病基础。初为气结在经，久则血伤入络，瘀血阻于肾络是病邪深入的结果。湿性重浊黏腻、湿中热邪伏于阴易耗阴动血，使病情缠绵。因此，慢性肾炎的病机为肾虚血瘀湿热为患。

## 二、治疗宜补肾活血 清热利湿不可少

"其实，每种疾病都会有一些早期预警信号可以让患者及时发现。"张大宁介绍，慢性肾炎的早期信号包括既往有肾脏疾病或有肾脏病危险因素，如高血压、糖尿病、动脉硬化等，这类患者在疾病发展过程中逐渐出现浮肿、尿泡沫增多、夜尿增多、明显乏力、不想吃饭、恶心呕吐、面色苍白、牙龈出血、尿量减少、浮肿加重、腿抽筋、心慌气短等。

蛋白尿在中医学中被认为是肾精流失所致，是诊断和判断慢性肾炎疗效的主要指标。"肾藏精，肾虚则精关不固，肾精外泄。"张大宁认为，在慢性肾炎蛋白尿治疗过程中，应以补肾健脾、活血化瘀为主，兼以固摄升提、清利湿热。其用药可选黄芪配伍升麻，使脾肾气旺，统摄气血津液正常运行，固摄精微物质，佐少量升麻3～10克，升阳明之气；金樱子配伍芡实，使肾气充沛，固涩封藏功能恢复，有利于减轻慢性肾炎蛋白尿症状；女贞子配伍旱莲草，可补而不滞，阴阳双补；赤芍配伍川芎，既能增活血化瘀之功，又借气行血行之力，使行血破滞之功倍增；三棱配伍莪术，可破血通经，逐瘀消癥；桑白皮配伍大腹皮，可行气导滞，利水消肿。

血尿是慢性肾炎的常见症状，分为肉眼血尿和镜下血尿，两者同样属于"肾虚"的范畴。"治疗要用到大中剂量生黄芪，小剂量川芎、丹参和大中剂量三七、仙鹤草等药物。"张大宁提醒，该病病程冗长，病情缠绵，反复发作，顽固难愈，患者气血虚弱，血行不畅而瘀血，日久瘀积生成癥瘕，常常还要加用虫类药物搜风通络、消癥去瘕，如水蛭、地龙、僵蚕等。

张大宁教授建议，对于慢性肾炎中医辨证论治和西医对症治疗应并用，扬长避短、优势互补。对于一些用药知识，患者可以有所了解，但不要自行用药。一些患者经治疗后症状缓解，自身感觉很好，误认为病已痊愈，或担心长期服药有副作用就自行停药。这种做法忽视了维持期治疗随访的重要性，实际上此时病情仍在缓慢进展。因此，每一位慢性肾炎患者不管病情如何，都应定期复查，长期随访，这是保证慢性肾炎治疗效果的关键。

中医学有"怒伤肝、喜伤心、思伤脾、忧伤肺、恐伤肾"五志伤五脏的说法，张大宁教授强调，无论是哪一种情志太过，都会影响人体气机升降、血液运行和肾中精气的盛衰，肾中精气不足，自然会加快衰老。因此，一个人如果能保持安定清静的状态，心情舒畅、心境坦然、不贪欲妄想，则有益于养肾护肾、防病长寿。预防慢性肾炎，重视健康查体最为重要。张大宁教授指出，如果年龄超过40岁，且患有高血压、糖尿病、痛风，或长期口服解热镇痛药物并伴有系统性疾病的患者，应定期进行肾脏病检查。老年人要积极治疗高血压、糖尿病、痛风等；定期检查肾功能和尿常规，及早发现和治疗肾脏病；慎重用药，尤其注意抗生素、止痛药的使用，尽量避免使用可能损害肾脏的药物。

## 三、 中医辨证分型 个性治疗慢性肾炎

慢性肾炎是由多种原因引起的，以蛋白尿、血尿、水肿、高血压为临床表现的肾小球疾病。临床上常见病症迁延不愈，呈缓慢进展趋势，可有不同程度的肾功能减退，最终将发展为慢性肾衰竭。在本文中提到的补肾活血法是慢性肾炎的治疗大法，是在慢性肾炎肾虚血瘀病理的基础上高度概括总结提出的。张大宁教授倡导慢性肾炎的中医辨证论治，应用补肾活血汤为主方治疗慢性肾炎，其组成有熟地黄、补骨脂、菟丝子、杜仲、枸杞、当归尾、山萸肉、肉苁蓉、红花。

张大宁教授谈到慢性肾炎的中医用药特色时，分享了几种疾病的治疗秘籍。

首先是蛋白尿的治疗。《黄帝内经》中提出："肾者主蜇，封藏之本，精之处也。"张大宁教授认为，蛋白尿在中医学中当属肾精流失，因藏精，肾虚则精关不古，肾精外泄，在临床上补肾活血配补肾固涩法，能取得很好的临床效果，用药宜选大剂量生黄芪、中等剂量川芎配小中剂量芡实、金樱子。

其次是血尿的治疗。张大宁教授认为，精和血都由水谷精微所化生，血的化生有赖于肾中精气的气化，肾中精气的充盛亦有赖于血液的滋养。血液是精微物质，若肾虚失于封藏，则精关不固，导致血外泄，尿中出现潜血，此属于肾虚的范畴。临床上张大宁教授使用大中剂量生黄芪，小剂量川芎、丹参和大剂量三七、仙鹤草等药物治疗，效果尚佳。

最后是肾功能损害的治疗。尿毒症是各种慢性肾脏疾病终末期的共同表现。张大宁教授以"补肾、活血、降浊"为大法，临床上常使用大剂量生黄芪，大剂量川芎、丹参，大剂量大黄、大黄炭治疗。另外，他还经常使用失笑散治疗尿毒症，其中五灵脂苦咸甘温，入肝经血分，可通血络，散瘀利结；蒲黄甘平，行血消瘀，活络行气。两药配伍，共奏活血化瘀、散结通络之效。慢性肾衰竭，病症日久，瘀血至深，肾虚加重，故行瘀活血不可不用重剂。

## 四、肾虚血瘀论体质 休养生息强体魄

张大宁教授指出，人体生命活动，包括五脏六腑和四肢百骸，都直接或间接地跟肾脏有着一定联系，肾是生命之本。他举例说："肾相当于一棵大树的根，而且是主根，根深、枝盛、叶茂，花才能盛开。因此肾是非常重要的。

张大宁教授认为，最早的养生思想源于《黄帝内经》中的'治未病'，

意在未病先防、已病防变、防止复发。未雨绸缪同样是预防慢性肾炎的"上上策"。好的生活习惯可以降低慢性肾炎的发病率，如饮食清淡，多吃低盐、低脂、优质蛋白食物以及新鲜水果蔬菜，养成勤喝水、不憋尿的习惯等。喝水可将代谢废物或毒素排出体外，降低血液黏稠度，保护心血管健康，若喝水少则会影响代谢过程，甚至导致肾结石，而憋尿时间太长会影响肾脏的健康。

另外，睡子午觉是很好的养肾途径。中医讲天人合一，睡子午觉与天地阴阳转换同步。午时，即中午11点到1点，阳气最盛；子时，夜间11点到1点，阴气最盛，所以睡子时养肾阴，睡午时养肾阳。这两个时辰必须要睡觉，如果夜间11点不睡觉，就会伤阴，导致阴虚，引起失眠。午时不眠伤其阳，子时不眠耗其阴，伤其阳者嗜睡，耗其阴者失眠。如果中午不睡觉，则会导致阳虚，到下午会嗜睡、打盹，影响工作效率。睡眠是养肾、保肾、保持年轻的重要方式。张大宁教授提醒，高危人群尤其是老年人一定要合理安排作息起居，保证每天7~8个小时的睡眠，以达到填肾精、养肾气的目的。张大宁教授曾提出过"肾虚血瘀论"，即人过了40岁，身体就出现肾虚和血瘀的情况，此时需要使用"补肾活血法"，在医生的指导下，适当使用一些补肾活血的药物，养生保健。

## 五、邪气中经皮肤病 药食同治疗效高

小满节气还是皮肤病的高发期，按未病先防的养生观，张大宁教授重点强调了"风疹"的防治。他认为，《金匮要略·中风历节病脉证并治》记载："邪气中经，则身痒而瘾疹。"古代医家对此病早已有所认识。风疹的病因病机不外乎三点：一是湿郁肌肤，复感风热或风寒，与湿相搏，郁于肌肤皮毛腠理之间而发病；二是由于肠胃积热，复感风邪，内不得疏泄，外不得透达，郁于皮毛腠理之间而来；三是与身体素质有关，吃鱼、虾、蟹等食物过敏导致脾胃不和，蕴湿生热，郁于肌肤

发为本病。风疹可发生于身体的任何部位，发病迅速，皮肤上会突然出现大小不等的皮疹，或成块成片，或呈丘疹样，此起彼伏，疏密不一，并伴有皮肤异常瘙痒，随气候冷热而减轻或加剧。当我们了解了发病的机理后，就可以有的放矢地加以预防和治疗。

张大宁教授根据临床症状剖析认为，风疹风热证者疹色红赤，痒甚，遇热加重，脉见浮数，此为感受风热之邪；风湿证者皮疹色白或微红，兼有身重，脉见浮缓，身受风湿之邪郁于肌肤；胃肠积热证者疹色红赤，兼见脘腹疼痛，大便秘结或泄泻，脉多见数。风疹色红为热，腹痛便秘为腑气不通、胃肠积热证，在治疗上应以疏风祛湿、清泄血热为原则。

皮肤的疮疖痒疹、上呼吸道感染、扁桃体炎反复发作，均有变生慢性肾炎的可能。因此以上疾病患者要保持阴部清洁、勤换衣裤，防止泌尿系感染；保持大便通畅，定时排便，有利于代谢废物的排出；加强身体锻炼，增强体质，提高机体抵抗力，防止感染病毒、细菌后免疫反应性损害的发生。

皮肤病患者在饮食调养上均宜以清爽清淡的素食为主，常吃具有清利湿热作用的食物，如赤小豆、薏苡仁、绿豆、冬瓜、丝瓜、黄瓜、黄花菜、荸荠、黑木耳、藕、胡萝卜、西红柿、山药、鲫鱼、鸭肉等；忌食甘肥滋腻、生湿助湿的食物，如动物脂肪、海鱼、虾、蟹等海鲜发物，以及牛、羊、鹅肉类等；慎食辛辣、性属温热助火之品及油煎熏烤之物，如生葱、生蒜、生姜、芥末、胡椒、辣椒、茴香、桂皮、韭菜、茄子、蘑菇等。

**小满四月中坐功图**

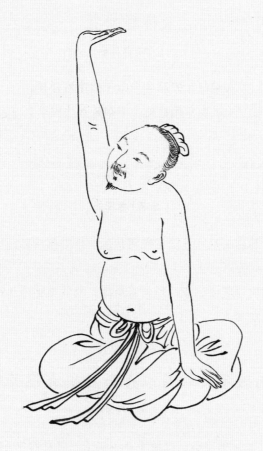

夏季篇
·
小满

◉ 运：主少阳三气。

◉ 时：配手厥阴心包络风木。

◉ 坐功：每日寅、卯时，正坐，一手举托，一手拄按，左右各三五
度，叩齿，吐纳咽液。

◉ 治病：肺腑蕴滞邪毒，胸胁支满、心中澹澹大动、面赤鼻赤、目
黄、心烦作痛、掌中热诸痛。

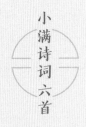

# 大林寺桃花

（唐）白居易

人间四月芳菲尽，山寺桃花始盛开。
长恨春归无觅处，不知转入此中来。

# 渔家傲

（北宋）欧阳修

四月园林春去后。深深密幄阴初茂。折得花枝犹在手。香满袖。
叶间梅子青如豆。
风雨时时添气候。成行新笋霜筠厚。题就送春诗几首。聊对酒。
樱桃色照银盘溜。

# 南歌子·四月二十六日集客临芳观

（南宋）叶梦得

麦陇深初转，桃溪曲渐成。绿槐重叠午阴清。更有榴花一朵、照人明。
画栋清微暑，疏帘入晚晴。请君坐待縠纹平。看取红幢翠盖、引前旌。

# 缫丝行

（南宋）范成大

小麦青青大麦黄，原头日出天色凉。

姑妇相呼有忙事，舍后煮茧门前香。

缫车嘈嘈似风雨，茧厚丝长无断缕。

今年那暇织绢着，明日西门卖丝去。

# 乡村四月

（南宋）翁卷

绿遍山原白满川，子规声里雨如烟。

乡村四月闲人少，才了蚕桑又插田。

# 五律·小满

张伯礼

地热化生旺，风吹垄头黄。

穗挺昂首秀，粒鼓未满壮。

夏种已肥地，麦熟芒种藏。

收前祭车蚕[①]，农家三夏[②]忙。

---

① 祭车蚕：古时小满节有祭祀车神、蚕神的习俗。也与农时活动有关。

② 三夏：指夏种、夏收、夏贮。北方麦子陆续成熟，南方早稻也渐要收割。

# 芒种

　　"芒种"的命名首见于西汉刘安的《淮南子·天文训》，其曰："斗指已为芒种，此时可种有芒之谷，过此即失效，故名芒种也。"意思就是有芒的麦子快收，有芒的稻子可种。气候到达芒种时雨量充沛，适宜播种稻子。这个时节，我国华南、东南季风雨带稳定，是一年中降水量最多的时节；江南地区进入梅雨时节；西南地区也即将进入雨季。"芒种"到来预示着农民开始了忙碌的田间生活。吴澄《月令七十二侯集解》曰："五月节，谓有芒之种谷可稼种矣。"

　　芒种节气有一个美丽的传说，是关于一个叫芒种的男子和名叫荞麦的姑娘的故事。相传在挂云山脚下生活着几家农户，芒种家里只有他和母

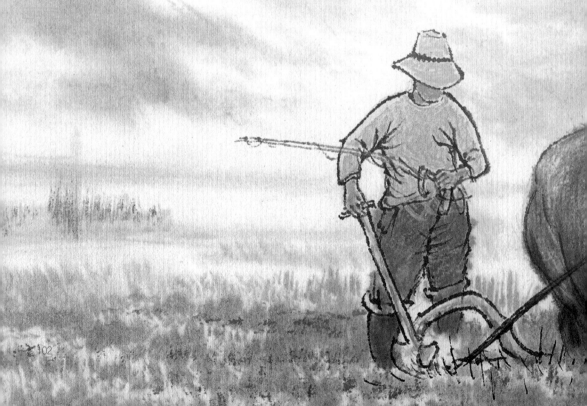

亲，母亲年岁已高，农忙时只能芒种自己一个人忙里忙外，日子过得非常艰辛。冬天的时候，母亲想吃鱼，芒种就把冰凿开捕鱼。住在山上的荞麦姑娘被芒种的孝心感动了，慢慢地与芒种相处生出了情愫，于是两人结成了夫妻，一家三口虽然非常艰辛，但是相处得非常融洽。由于生活艰辛，芒种打算卖掉自己家中的小马，不幸便引来了恶霸，使得自己与自己的妻子分离。妻子死后，他为妻子建了一座高高的坟墓，来年妻子的坟头上长满了荞麦。后来，一些地方农民们为了纪念这对有情人，将他们当作了保佑百姓的神祇，每年芒种时节会进行祭祀安苗。

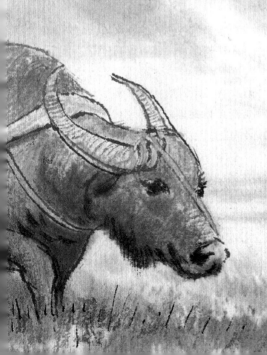

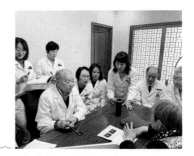

## 名医小传

### 路志正

　　1920年生，字子端，号行健，河北石家庄藁城区人，中医临床学家。现任中国中医科学院主任医师、教授、资深研究员、博士、博士后指导导师，全国名老中医药专家学术经验继承工作指导老师，世界中西医结合杂志主编。曾任第六、七、八届全国政协委员，医疗卫生体育委员会委员；中华人民共和国药典委员会委员，国家药品监督管理局新药评审委员会第一、二、三届委员，国家中药品种保护委员会委员，国家卫计委药品评审委员会委员，北京中医学会理事、副理事长、顾问，《北京中医》《中医杂志》《中华中医药杂志》编辑。2008年被评为国家级非物质文化遗产传统医药项目代表性传承人，2009年先后被授予"首都国医名师"和"国医大师"称号，1974～2016年，先后荣获中央保健"先进个人""突出贡献"和"优秀专家"奖。

　　路教授崇尚脾胃学说和温病学说，不但创造性地将调理脾胃法应用于胸痹的治疗，为冠心病的防治开辟了新路，而且将温病学说应用于大面积铁水烧伤患者的抢救和重症急性呼吸综合征（SARS）的防治。他重视中医对痹病和湿病的研究，首倡"燥痹""产后痹"等类症二级病名；独具匠心地提出"湿病不独南方，北方亦多湿病"的新论点，有力地推动了相关学科的发展。他认为，辨证论治是中医活的"灵魂"，切莫受西医病名所囿。在组方遣药时，药不在多而在精，量不在大而在中病，贵在轻灵恰中病机，同时还必须考虑到脾胃的运化能力，形成了"持中央，运四旁，怡情致，调升降，顾润燥，纳化常"系统的"调理脾胃"学术思想。他主张应充分发挥中医的整体优势，力倡"针药并施、内外合用、药食相配、身心同治"的综合疗法理念。他力荐在重大卫生突发事件面前，应让中医人员走上一线，以发挥中医善治急症的特长。他注重临床经验的整理和理论的提高，先后主编出版了《路志正医林集腋》《中医湿病证治学》《路志正医学丛书》等十余部著作，并发表学术论文百余篇。

# 持中央，运四旁，芒种时，须防湿

芒种时节，太阳到达黄经75°，进入到干支历的"午月"，也就是俗称的"马月"。此时，天地之间的纯阳正气趋于盛极，所以天气变得炎热。中国的江南地区进入梅雨季节，华南地区处于龙舟水时节，即使是北方，降水量也会有明显的增加，出现闷热的高温天气。

路志正教授认为，芒种时节气温逐渐升高、降水量增多，因而自然界中的湿气开始逐渐加重。湿气是自然界中正常的一种气候，是万物生长的必要条件。然而湿气太过，超过人体适应的范围则有可能变为湿邪而引发各种疾病。如金元时期的著名医家朱丹溪曾说："六气之中，湿热为病，十居八九。"中医学认为"湿本寒水"，因地中之阳气从热化幽，故而"湿邪"为阴邪，易伤阳气，易从寒化水，其性趋下，重滞黏腻。当湿邪为病时可以表现为气机受阻，而出现胸闷、肠胃不适、头身困重，四肢酸楚、重着，语音重浊，口黏，舌苔厚腻，面垢、多眵，大便溏薄或黏滞不爽，小便混浊，女性可见带下清稀、黄浊、腥臭，湿邪浸淫皮肤还可患湿疹、疮疡等病症。与风、寒、暑、火、燥邪相比，湿邪为病具有较强的隐匿性。其发病缓慢，初起病变轻浅，而不易被发觉，等到被重视的时候则往往是病时已久，甚至波及多脏腑，导致病机复杂，难以辨识。湿性的黏滞不仅使其变化较为缓慢，而且病程也较为迁延，症状缠绵难愈。湿邪有如水汽，具有弥散的特性，因而可以遍布人体四肢内外，且常会兼挟各种病症，故路教授说"百病皆由湿作祟"。

说到湿邪，人们往往会觉得水系发达的南方多湿，但路教授指出，不仅南方如此，北方亦多湿邪致病。湿病有表里、寒热、虚实之分，自然界中的湿邪常易导致人体出现风湿感冒、湿温、痹证、湿疮、湿癣等多种疾病，内湿为病则变生各种疑难杂症，且北方内湿尤为突出。因此，路教授强调芒种以后要谨慎养护身体，以防止湿邪导致湿病的发生或加重。

## 一、防湿病，分内外

路志正教授认为，湿邪的发生可以分为内因与外因两个方面。外因指自然界湿气太盛导致的湿邪。湿邪发病多在长夏时节，有着较强的时间性，然而预防湿病却须提前。自芒种之时起，自然界中的湿气会逐渐增加，此时要注意防潮湿。首先，要避免冒雨涉水，减少在潮湿环境下长久居留，主动改善外部环境，如使用有抽湿功能的电器，衣服一定要晾晒干燥再穿。其次，无论是劳作之后还是因为天气热而出汗，都要及时将身上的汗擦干，并尽快更换湿衣，以免湿邪从外侵犯。外湿常常会导致风湿感冒、湿温、痹病等。需要注意的是即使是夏季，痹病的发生也不局限于热痹。对于素有风湿性关节炎的人来说，尤其要注意不要因为天气热而疏于对风、寒、湿邪的防范。另外，外湿还可造成"心痹"的发生，即风湿性心脏病，尤其是年轻人，要少喝冷饮，勿贪空调，谨慎穿着，勿穿得过少，或露脚踝、膝盖等处，使邪有居处，久之入心。

内因导致的湿邪的预防要更加复杂。饮食劳倦、情志嗜好等均可导致脾阳损伤，运化失常而生湿，另外体质因素以及痰饮、血瘀等病理产物都是湿邪为病的诱因。因此，只有从芒种起从内外谨慎预防湿邪，才能保证后面长夏之时不为湿邪所困。

## 二、节饮食，慎寒凉

路志正教授说："脾居中焦，可以生养气血，滋养五脏，生长肌肉，束利机关，通利五窍，滋养脉络。"路教授调治百病皆重脾胃，湿病亦然。俗话说"病从口入"，饮食不节、饥饱失常、过食肥甘厚味都会损伤脾胃，是湿病的主要病因。芒种时节，天气炎热，人们出汗较多，饮水量较大，胃液会被稀释，因而有些人会出现没有食欲的问题，还有一些人则因白日延长，日常活动增加，尤其是户外工作的人，体力消耗增加，出现食欲增强。因此，在芒种时节更应该注意定时定量饮食，饭前不宜大量饮水，吃饭不宜过饱，须清淡饮食，并且吃东西不能过快和过食生冷，否则会增加脾胃负担，易成食积。路教授认为，苦味的食物一般具有清热解暑、清热养阴、入心脾胃经的特点，芒种之时适当吃一些苦瓜、莲子、芥蓝、生菜等食物对人的身体较为有益。当然清淡饮食也不是只能吃素，如鸭肉就有滋阴养胃、健脾补虚、利湿的功效，鲤鱼、鲫鱼可以健脾和胃、利水下气，泥鳅可以补益脾肾、利水解毒，都是芒种时期不错的食补佳品。西瓜、绿豆汤、茶等可以降温消暑，但注意不可过于贪凉，对于冰镇的食物和茶饮，一定要慎重，切不可嗜冷茶、冰淇淋等，因为快速大量进食这些食物都会损伤脾胃之阳，进而导致湿邪的产生。另外，酒有助湿生痰的作用，也要谨慎对待。

暑夏之季也要注意风、寒之邪夹杂湿邪致病。路教授指出，早在20世纪70年代，他在泰国学术交流时就发现，虽然泰国的气温很高，但是由于喜空调、冷饮等生活方式的影响，使当地人湿邪普遍较盛，皆因脾阳受损。故芒种之时虽然外界气温升高，但是如果长期处于空调房间，或风扇前，或穿堂风直吹的环境时，则有可能感受风邪、寒邪。因此降低室内外的温差、适当增减衣物、谨慎避免虚邪贼风的侵袭对于体虚或素体湿盛的人来说是非常重要的。

## 三、护正气，调升降

路志正教授指出，防治湿病的关键就是要顾护正气、调畅气机。正如《素问》中言"正气存内，邪不可干"。湿邪为病除了外在的因素，最重要的还是正气御邪不力。脾胃作为后天之本，是人身元气的主要来源。胃受纳腐熟水谷，脾助其化生精微物质。若脾运化功能失常，则人体气血化生乏源，正气自然不足。再者，脾胃处中焦，脾主升，胃主降，是一身气机升降的枢纽。脾胃功能正常，则心肺之阳得以下降，肝肾之阴得以上升，从而达到阴阳平和的状态，水湿也就不会停聚。

未有内湿形成时，要益气健脾，以助运化水湿，可以进食黄芪薏米粥。若内湿已成，困阻脾胃，则可以生薏仁30克，或苍术、白术各15克，泡水煮粥早晚佐餐。路志正教授认为，湿邪的治疗重在运转气机，一旦湿邪已成，无论是湿热、寒湿、风湿，都可以在方中佐一两味宣降肺气、化浊醒脾之品，如杏仁、桔梗、苏梗、藿梗、荷梗、藿香、佩兰、白蔻仁、枳壳等，均可起到宣肺气、醒脾气、畅三焦的作用。若水湿停聚中焦，虽有脾胃之分，路教授强调要脾胃同调。如湿困脾，则化脾湿的同时要佐以砂仁、陈皮、枳壳、香橼皮等开胃之品；若以胃湿为主，则可配以佩兰、藿香、白蔻仁、薏仁、茯苓等助运脾气。脾胃同调，相得益彰，体现了中医治未病之"先安未受邪之地"的特点。

## 四、怡情志，调脏腑

中国自古认为精神活动对于人体的影响是非常大的，因此传统的养生家往往提倡养生要"形神共济"。古人总结人的情志有"喜、怒、忧、思、悲、恐、惊"，也就是七情。人的情志活动是脏腑功能的表现，反过来也会影响人的脏腑功能。人有情绪波动是正常的，但是凡事皆须有度。中医学认为，五脏之中肺、脾、肾与人体的水液代谢功能关系最为密切，过度悲忧则伤肺，惊恐太过则伤肾，思虑太过则伤脾，都会破坏水液的代谢与调节功能，易助湿生痰饮。肝虽然不直接参与水液代谢，但是肝脏主条达气机，若过怒伤肝，肝的疏泄功能异常，导致肝横犯脾，也会影响水谷精微物质的吸收与输布，成为湿邪产生的因素之一。相对于悲忧、思、惊恐、怒等负面情绪，"喜"被大多数人认为是正向的情绪。喜悦有益于心主血脉的功能，但是喜太过会导致心气耗散，出现血运失常，同样会造成水湿内停。总之，过度的任何情绪都可能会造成脏腑功能的异常，影响水液代谢形成湿邪。而心为五脏之主，心神得以养护，则五脏六腑调和，功能正常。

## 五、须祛湿，勿伤阴

路志正教授认为，湿邪为病在人体分布广泛，故祛湿之法不一。如湿邪在表，而见一身尽痛者，可用汗法宣散祛湿，以微微似汗出为度，切不要大汗淋漓；若见水肿者，可用麻黄、桂枝、紫苏叶、生姜煎水趁热熏洗，得微汗；若湿邪在里，宜运脾祛湿。湿邪位于上焦者，而见胸膈痞满、心悸等，宜以芳香化浊之品，常选浮萍、杏仁、苏叶、桔梗、麻黄等药；若湿邪偏于中焦，而见脘痞腹胀、食后为甚等，宜用益气化湿之法，常用人参、黄芪、党参、白术、茯苓，并可配苦温燥湿之品；若湿在下焦，常见水肿、黄疸、淋症、癃闭等，宜淡渗利湿，药选茯苓、泽泻、薏苡仁、猪苓等。

由于湿为阴邪，故祛湿药以温燥之品为多，但是也不可长期或过用大辛大热之品，以免过燥伤阴。尤其是暑夏之时，湿邪易与热邪搏结，应以苦寒清热燥湿之品，但不可用大苦大寒之品，以防湿邪凝滞不化，或化燥伤阴。故在祛湿之时也要顾护阴津，以免湿邪未去，阴液又伤。

## 六、居有常，勤锻炼

路志正教授指出，夏季为阳气上升之时，中医学天人相应的理论倡导此时人应当顺应自然的规律，保养阳气。古人虽然说此时宜"夜卧早起"，但这是据古人"日出而作，日落而息"的生活方式而言的，对于压力大、睡眠少的现代人来说，起居有常、睡眠时间保持8小时左右、睡子午觉才是有益于健康的。

中国传统文化认为"动而生阳"，故勤锻炼可以增加阳气的升发。路志正教授认为，锻炼的方法要因人而异，无论是打球、长跑还是跳广播体操、散步、游泳、打拳，都可以起到增强体质的作用，因此选择适合自己身体状况的运动方式即可。另外，还需要注意以下两点：一是运动要持之以恒，应设定一个可达到且容易长时间坚持的合理目标；二是运动时要保持良好心态，不攀比、不过力、不过劳，以微微汗出为度。

## 七、按摩敷灸，巧祛湿

按摩、艾灸相应的穴位可以起到一定程度的保健祛病作用。如中脘穴可以健脾化湿，促进消化；足三里穴可以生发胃气，燥化脾湿；公孙穴健脾化湿，和胃止痛。日常生活中以点按、熏灸的方法刺激这些穴位可以达到健脾祛湿的保健效果。

如果湿邪较重，已成疾患，也可以针对不同的病情施用相应的方法。夏季腹泻较为常见，如因寒湿伤脾或脾肾阳虚而出现腹泻者，可施用捏脊法，同时重提脾俞、肾俞、大肠俞穴；也可以按揉神阙、关元穴，或配合艾灸天枢、关元、足三里穴，或将吴茱萸、胡椒、艾叶炒热敷于命门、神阙穴，以温阳止泻。若因脾肺虚弱而出现下肢浮肿，按之凹陷不起，伴有脘腹胀满、便溏等者，可以艾灸脾俞、肾俞、气海、水道、足三里、命门穴等。但要注意，对于湿热导致的病证要慎用灸法，以免使湿热交蒸，加重病情，变生他证。

路志正教授重视以脾胃为中心调五脏六腑来防治百病，并提出十八字诀，即持中央，运四旁，怡情志，调升降，顾润燥，纳化常。养生长寿在于顺应自然规律，养成良好生活习惯与心态，是一个长期需要坚持的过程，也是中国传统文化中高超智慧的反映。

🌀 芒种五月节坐功图 ——————————————

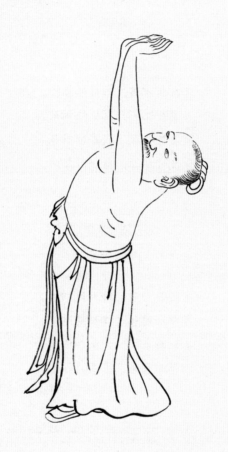

🔘 运：主少阳三气。

🔘 时：配手少阴心君火。

🔘 坐功：每日寅、卯时，正立仰身，两手上托，左右力举各五七度，定息叩齿，吐纳咽液。

🔘 治病：腰肾蕴积虚劳、嗌干心痛欲饮、目黄胁痛、消渴善笑、善惊善忘、上咳、吐下、气泄、身热而腕痛、心悲、头项痛、面赤。

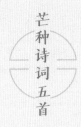

# 梅雨

（唐）杜甫

南京西浦道，四月熟黄梅。

湛湛长江去，冥冥细雨来。

茅茨疏易湿，云雾密难开。

竟日蛟龙喜，盘涡与岸回。

# 北固晚眺

（唐）窦常

水国芒种后，梅天风雨凉。

露蚕开晚簇，江燕绕危樯。

山趾北来固，潮头西去长。

年年此登眺，人事几销亡。

# 诗三百三首其六十七

（唐）寒山

山中何太冷，自古非今年。

沓嶂恒凝雪，幽林每吐烟。

草生芒种后，叶落立秋前。

此有沉迷客，窥窥不见天。

# 南歌子·湖景

（北宋）苏轼

古岸开青葑，新渠走碧流。会看光满万家楼。记取他年扶路、入西州。

佳节连梅雨，余生寄叶舟。只将菱角与鸡头。更有月明千顷、一时留。

# 村晚

（南宋）雷震

草满池塘水满陂，山衔落日浸寒漪。
牧童归去横牛背，短笛无腔信口吹。

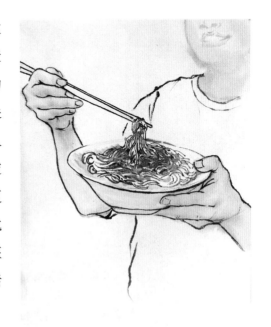

# 夏至

夏至是二十四节气之一，这时地球围绕太阳公转期间处于近日点，由此也造成了一些特殊的天文现象，夏至是阴阳交替的关键点。早在公元前七世纪，先人采用土圭测日影法，就已经确定了夏至即太阳近日点的时间。夏至这天白昼最长，俗语说："吃过夏至面，一天短一线。"中医学认为，夏至阳气最旺盛，以后渐减而阴气始长。

夏至节气时雨水决定秋季收获，俗话说："夏至雨旺，千斤亩粮。"夏至也是农忙时节，夏种到了最后关头。夏至时夏收完毕，新麦上市，所以有夏至日吃面尝新的习俗，也有人用麦粉调糊糊，摊成薄饼烤熟食用，或夹以青菜、豆荚、豆腐及腊肉等，祭祖后食用，俗谓"夏至饼"。

过去老北京有"冬至馄饨夏至面"的说法，即每年一到夏至，就可以开始大吃生菜、凉面了，吃这些生冷的食物可以有效帮助降火开胃，促进食欲，但是又不至于因过于寒凉而损害身体健康。因此每逢夏至将近的时候，凉面等食物就开始大卖了。还有人喜欢在酷热的夏天吃热面，称为"锅挑儿"，据说有"辟恶"之意，吃热面是为驱除邪恶，多出汗可以祛除人体内滞留的潮气和暑气。

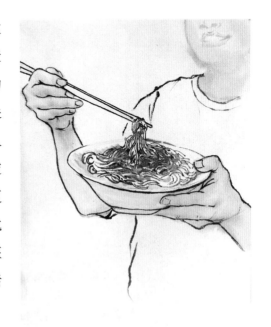

中医名家

谈节气防病与文化

湖南长沙人夏至日吃糯米粉拌鼠曲草做成的汤丸，名"夏至羹"，民谚云："吃了夏至羹，麻石踩成坑。"其意喻力大无比，身轻如燕。

夏至这一天，老南京的风俗是大人要让小孩骑坐于门槛上吃豌豆糕防百病。这项风俗的由来是因为夏至天气火热，人们多不思饮食，所以让小孩吃豌豆糕开胃。此外，老南京在夏至这一天还要吃凉面、称体重。

湘南的衡阳、郴州、永州和湘西有吃夏至蛋的习俗。夏至日，将整鸡蛋煮熟，剥壳后加红枣煮汤吃，称为"吃夏至蛋"。民间以为，夏至吃蛋能强身健胃，行走有劲，正如谚语云："夏至吃蛋，石板踩烂。"

值得一提的是，西南少数民族如彝族等在其民族太阳历法中，将夏至日称为"小年"，其民族最为盛大的火把节就在夏至日附近。夏至一般在6月21日至22日，而火把节一般在6月22日至24日。在火把节这一天，人们会杀牛、羊、鸡、备酒、制作火把，举行丰富的庆祝活动，人们身着盛装，纷纷燃起手中火把走上街头载歌载舞，彻夜狂欢。

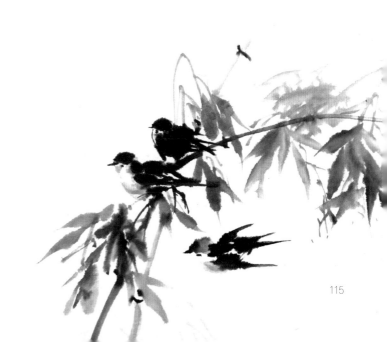

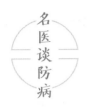

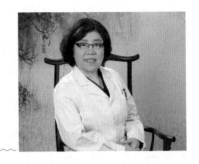

名医小传

## 唐　方

　　研究员，药学博士、博士后，第六批全国老中医药专家、天津市名中医，天津医科大学中西医结合内科博士研究生导师，第六批全国、天津市学术经验继承工作指导老师，日本兵库医科大学客座教授，国家自然科学基金、教育部学位与研究生教育发展中心、高等学校博士学科点评估、博士后基金评审专家，全国高等医学院校临床专业本科教材编审委员会编审委员、《中医学》主编。唐教授从事中医教学工作40年，主攻中医儿科、脾胃病、消化病中药药理学研究，指导传承学员4人、博硕士研究生51人，师承于天津名老中医王士相教授、中国中医研究院中医教育家、中医儿科学泰斗王伯岳教授，在国内外发表学术期刊论文60余篇，先后承担教育部、天津市科委自然科学基金、市科委科技创新专项基金等多项课题，并分别获得天津市科技进步二等、三等奖。

# 夏至话脾胃

夏至，又称"夏节""夏至节"。古人说："日长之至，日影短至，至者，极也，故曰夏至。"夏至日，太阳北行达极致，是北半球日照时间最长、太阳角度最高的一天。

唐方教授认为，脾主运化，胃主受纳；脾主升清，胃主降浊。脾胃纳化协调、升降相因、燥湿相济，共同完成饮食物的消化、吸收和水谷精微的输布。夏至时节阳气最盛，阴气初生，是脾虚湿困等脾胃系病证的多发季节，同时又是体弱、久病、老年等人群加重病情、诱发宿疾和易生新病的时段。因此提倡在夏至季节交替阴阳变化之时，顺应阳盛于阴的节令特点，调整阴阳，防病治病的首要措施是调养脾胃。

脾胃病有狭义和广义之分，狭义的脾胃病指脏腑脾与胃之疾病，广义的脾胃病则包含参与受纳、运化、传导过程中的多个脏腑疾病，即脾胃系统疾病，涉及脾胃生理、病因病机、治疗原则、中药、方剂等多方面。本文仅就脾胃病治疗原则，以研究进展为佐证，浅谈调养脾胃的重要性。

## 一、和脾胃，重在调补

脾胃病不论虚实寒热，其基本病机为脾胃虚弱、内有郁滞，治疗上应补其虚、祛其湿、调其气，脾健则不受邪，湿祛则脾气运，气行则诸邪消。脾胃之气充足和调，则气血得以化生，元气得以滋养。

### 1. 补其虚

脾胃为后天之本，气血津液化生之源，五脏六腑、四肢百骸、五官九窍、十二经脉等皆依赖脾胃而得以滋养。脾失健运首先可引起脾胃自身病变，是急慢性胃炎、肠易激综合征、感染性腹泻、非感染性腹泻、溃疡性结肠炎等脾胃病发生的重要机制。夏至时令，气候开始明显炎热，且雨水增多，湿热并重是此季节的特点，贪食生冷、喜恋空调低温环境、冷水浴最易伤及脾阳。《本草纲目》记载，宋徽宗经常腹泻，久治不愈，原因便是贪吃冷饮，损伤阳气，导致脾胃虚寒。所谓脾阳，是指脾的运化功能以及在运化过程中所具有的热能。脾阳要正常地发挥作用，需要得到命门之火（肾阳）的温养和协助。若脾阳损伤，则脾气运化失常，出现气短乏力、纳呆食少、腹胀腹泻等症，形成脾虚证。相关研究证实，脾胃虚弱者的胃形态呈无力型，肠运动加速，体内胆汁酸同粪便一同排出体外，是引发腹泻、痞满、消化吸收功能障碍的主要病理变化。

健脾益气是脾胃病气虚证的基本治疗原则。大量文献显示，脾虚证患者细胞免疫功能下降，副交感神经功能亢进，副交感和交感神经应激能力低下，体表胃电波幅降低，消化道排空速度加快，应用健脾益气法治疗，临床症状得到有效缓解或基本消失，反映"脾虚证"的客观指标得到有效改善。

中医学讲："外热之极，当避溽蒸，而不可触冒寒气。以寒则闭敛，气不得泄也。"夏至之时，处于阴阳交至的时节，故平日生活中也要时时顾护阳气。此时天气越来越热，出汗也越来越多，不妨饮用一杯热茶，因为热茶有利于汗腺排汗，可达到散热的效果，而且茶味苦涩，可清体内火热，收敛体内津液，自古以来是解暑热之佳品。除此之外，还可引用绿豆汤等平和的饮品来解热。

### 2. 祛其湿

脾胃是调节人体水液代谢的重要脏腑，中医学以"脾主运化水液"来概括。当脾功能旺盛运化水湿功能正常时，饮入之水可以正常输布于全身与排泄；当脾气虚或脾阳虚时，水湿运化失调可导致水湿停留，停留于肌肤则产生水肿，停留在肺则成痰饮。因此，中医有"诸湿肿满，皆属于脾"之说。脾喜燥恶湿，脾虚会生湿，进而内生痰饮等病理产物，反过来也会困脾，是引发脾胃运化失调的主要原因。

胃肠炎性疾病与脾湿关系的相关研究显示，胃肠水液代谢异常疾患的治疗，多从脾胃入手，主要采用化湿法，包括芳香化湿、苦温燥湿和淡渗利湿。有研究表明，"芳香化浊、去湿消滞"类方药的挥发油与水溶液两种成分能不同程度刺激嗅觉、味觉及胃肠黏膜，提高血清胃泌素水平，增强胃肠黏膜组织抗自由基损伤，保护应激状态下的肠黏膜屏障功能。

夏至时，雨水逐渐增多，空气湿度逐渐增大，若不慎淋雨，或久居潮湿的房屋，湿邪就会趁机从皮肤毛孔而入，由于湿邪为弥漫之气，易困脾，脾主肌肉，故可出现肌肉酸痛、沉重及疲乏感。湿邪困脾还易导致腹泻，这类人群可能自身就是气虚体质，平素怕凉体弱，再加上外感湿邪，内外相应，脾胃不能正常运化，就会出现腹泻。还有一些年轻女性，本属寒性体质，平素瘦弱、怕凉、痛经，此时若贪食冷饮，脾胃无法运化寒凉之品，加之外部湿气弥漫，很容易形成寒湿留在体内，造成寒热失调、白带增多、人困体乏等症状。在此时节，可以食用扁豆、薏米粥等祛湿的食物，少吃油腻的食物，长期居住南方的人可以适当吃些辛辣食物。

### 3. 调其气

脾胃居中焦，为全身气机升降之枢纽。脾气宜升则健，胃气宜降则和，升降有序，气机条畅，以完成人体升清降浊的循环往复。夏至多发的功能性胃肠病和胃肠动力疾病，因胃肠内容物蓄积，细菌大量繁殖，可能引起菌群失调，肠道菌群移位引起内毒素大量释放，进一步加重胃肠动力障碍，临床以腹胀、腹痛、恶心、呕吐等为特征，属中医学"痞满""胃脘痛""腹痛"范畴，治疗宜采用芳香醒脾、理气和胃中药复方，重在调畅气机，恢复脾胃升降功用。

在夏至时，不主张人们吃得过饱，以防加重脾胃负担，要多食用新鲜蔬菜水果，尽量不吃隔夜菜。中医学认为，脾旺则饮食运动，脾衰则运动迟难，因而很多人会在吃饭后觉得精神困倦、沉沉欲睡，而在夏至之时，这种情况会越来越常出现，可日常服用一些升提脾气的药物，以改善精神状态。

## 二、理中州，不忘疏肝

肝为气之枢，主疏泄，脾胃气机升降有赖于肝气疏泄条达，脾胃与肝生理上相互依存、相互制约，病理上相互影响。肝脾不和证是肝失疏泄，脾失健运，两脏关系失调，功能紊乱所致的病证，多由情志不遂、久郁伤肝，或饮食失调、劳倦伤脾等引起，表现为胸胁胀满或窜痛、时欲太息、情志抑郁或急躁易怒、食欲不振、腹胀便溏，或发作性腹痛腹泻。从五行生克制化关系来看，肝属木，脾属土，因而病理状态下会出现肝木克脾土的现象。"见肝之病，知肝传脾，当先实脾"，这是讲正常的"木克土"是维持机体平衡的重要环节，但木太过或土不及，这种平衡就会遭到破坏。若木过于强盛，则克土太过，造成土的不足，即"木乘土"；若木本身不过于强盛，其克制土的力量也处于正常范围，但由于土自身不足，形成了木克土的力量相对增强，使土更加不足，即"土虚木乘"。

脾胃和肝一同主人体气机运行，情志不遂致肝气不调则会影响肝脾关系。夏至时节，阳气达到最盛，人的阳气运行也到达顶峰，加上外界温度不断升高，人的负面情绪自然会不断增加，如心烦气躁，耐心下降等，很容易导致气机郁滞，从而影响脾胃功能，出现一些肝脾不调表现。因此修心养性也是此时防病的重要手段。一些小儿夜间总是啼哭，家长以为是由于气温太热造成，其实是因小儿脾胃虚弱，肝脾不调所致。现代社会，人们压力越来越大，情志致病也越来越多，调节好个人情绪便是为有一个好的脾胃功能打下了基础，也是一个人健康的关键。

总之，在中医养生理论中，夏至是阳气最旺的时节，这一时节的养生保健要顺应夏季阳盛于外的特点，注意保护阳气。而脾胃阳气最易被伤，故其也最为重要。只有脾胃相互配合，才能消化水谷，吸收精微，输布全身以滋养组织器官，保证人体生长发育的需要，帮助机体顺应自然界的变化，增强应变环境、抵抗疾病的潜能，是防病、治病的关键。夏至后不久就进入伏天，三伏天是一年之中最炎热的时期，容易中暑、热中风。因此，从夏至开始，就要开始注意防热、防湿，并抓住一年中阳气最盛的时候，适当温补，养护脾胃。

延伸阅读

夏至五月中坐功图 ────────────────

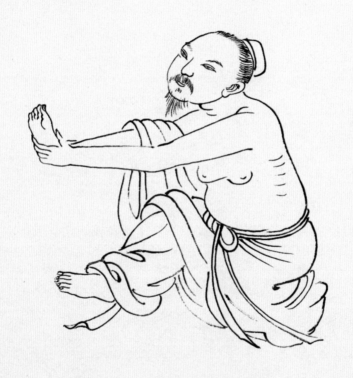

◎ 运：主少阳三气。

◎ 时：配手少阴心君火。

◎ 坐功：每日寅、卯时，跪坐，伸手叉指屈指，脚换踏左右各五七次，叩齿，纳清吐浊，咽液。

◎ 治病：风湿积滞，腕膝痛、臑臂痛、后廉痛厥、掌中热痛、两肾内痛、腰背痛、身体重。

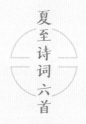

## 夏至日作

（唐）权德舆

璇枢无停运，四序相错行。
寄言赫曦景，今日一阴生。

## 夏至后得雨

（北宋）苏辙

天惟不穷人，旱甚雨辄至。麦干春泽匝，禾槁夏雷坠。
一年失二雨，廪实真不继。我穷本人穷，得饱天所畀。
夺禄十五年，有田颍川涘。躬耕力不足，分获中自愧。
余功治室庐，弃积沾狗彘。久养无用身，未识彼天意。

## 夏至后初暑登连天观

（南宋）杨万里

登台长早下台迟，移遍胡床无处移。
不是清凉罢挥扇，自缘手倦歇些时。

## 夏至过东市二绝其二

### （南宋）洪咨夔

涨落平溪水见沙，绿阴两岸市人家。
晚风来去吹香远，薿薿冬青几树花。

## 夏日杂兴七首其六

### （明）刘基

夏至阴生景渐催，百年已半亦堪哀。
茸鳞不入龙螭梦，铩羽何劳燕雀猜。
雨砌蝉花粘碧草，风檐萤火出苍苔。
细观景物宜消遣，寥落兼无浊酒杯。

## 五律·夏至

### 张伯礼

夏至白昼长，阳极阴气长。
茸落半夏生，百草气味壮。
农人无得闲，种锄不让晌。
炎热伴润燥，雨沛千斤粮。

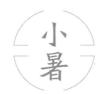

小暑

小暑是二十四节气中的第十一个节气，标志着夏时节的正式开始。在每年阳历的7月6日至8日中的一天，当太阳到达黄经105°时，即为小暑。小暑是人体阳气最旺盛的时候，俗语说"春夏养阳"，因而此时工作要注意劳逸结合。

小暑时节，天气炎热，雷暴频繁，雨量充沛，农作物都进入了茁壮成长阶段，此时应该注重作物的管理及土地的培养。在古代，民间有小暑"食新"的习俗，即在小暑过后尝新米。人们将新割的稻谷碾成米后，做好饭供祀五谷大神和祖先，恳请保佑风调雨顺，并将新打的米磨成粉，制成各种美食，与邻居乡亲分享，表达对丰收的祈愿。

以前还有"六月六，吃炒面"的习俗，这是古时六月伏日吃面的演变。《荆楚岁时记》中载："六月伏日进汤饼，名为辟恶。"这说明魏晋以后，六月伏日进汤饼是为了"辟恶"。

小暑时还有斗蟋取乐的民俗，《周书》上说："小暑之日温风至，后五日蟋蟀居壁，后五日鹰乃学习。""温风"是蒸腾的暑气，它丝毫吹不动树上的枝叶，这时人们暑倦绵长，以斗蟋蟀取乐以抵挡倦意。

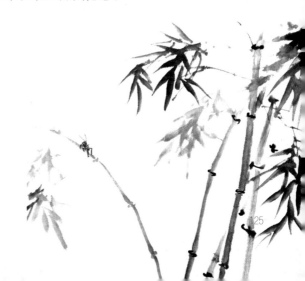

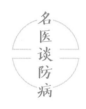

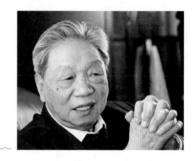

## 名医小传

### 陈可冀

中国科学院院士，国医大师，中国中医科学院荣誉首席研究员及终身研究员，香港大学及香港中文大学名誉教授，长期从事中西医结合心血管病与老年医学临床研究，现任国家卫健委科技创新战略顾问，国家中医药管理局中医药改革发展专家咨询委员会顾问，中央保健委员会专家顾问委员会委员，中国科学技术协会荣誉委员，中国医师协会常务理事，中国药典委员会顾问，中国中西医结合学会名誉会长，中国老年学学会名誉会长，中国医师协会中西医结合医师分会会长，世界中医药学会联合会高级专家顾问委员会主席，国家中医心血管病临床医学研究中心主任，国家心脏中心专家委员会资深专家，国家神经科学临床中心专家委员会委员，国家老年疾病临床医学研究中心专家委员会委员，北京大学医学部兼职教授，首都医科大学中西医结合学系学术委员会主任，《中华医学杂志英文版》《中华心血管病杂志》《中华老年医学杂志》顾问，《中国中西医结合杂志》《中国结合医学杂志》主编，《循证补充与替代医学杂志》心血管专栏特邀主编，曾任中国科学院生物学部副主任、中国科学院学部主席团成员、世界卫生组织传统医学顾问，曾获首届立夫中医药学术奖，国家科技进步奖一等奖、二等奖，求是科技奖，何梁何利科技进步奖，首届世界中医药联合会首届中医药国际贡献奖，中国非物质文化遗产传统医药项目代表性传承人，吴阶平医学奖，中国脑卒中防治工作卓越成就奖，全国杰出专业技术人才，中华中医药学会终身成就奖，中国中西医结合终身成就奖。他主编的《清宫医案研究》《清宫医案集成》分别获古籍整理金奖和中国出版政府奖等奖项。

# 小暑时节谈心病防治

小暑时节正值初伏前后，梅雨季节即将结束，气温继续上升，天气逐渐炎热，慢慢进入真正意义上的夏天。历书中云："斗指辛为小暑，斯时天气已热，尚未达于极点，故名也。"也有节气歌谣曰："小暑不算热，大暑三伏天。"其意思是一年中最热的时期已经到来，但还未达到极热的程度，故只称为"小暑"。

按照中医学理论，小暑是人体阳气旺盛的时候，而夏季在五脏中主心，《素问》曰："春夏养阳，秋冬养阴。"因此小暑养生宜顺时而养，须护养体内阳气，尤其是注意顾护心阳，使之保持充沛，凡有耗损阳气及阻碍阳气畅达的情况皆应避免。在日常养生方面，陈可冀院士强调以下五点。

## 一、静心为上，戒之在得

小暑时节，天气炎热，是暑热之邪最易伤人的时候。中医学认为，暑邪为阳邪，炎热升散，伤及人体后可上犯头目，内扰心神。同时，天气炎热，人们往往会变得心烦意乱，脾气暴躁，容易导致血压升高，心脏负担加重，诱发心脑血管疾病。《灵枢》曰："喜怒不节则伤脏。"因此，炎炎夏日，调养心神非常重要，凡事不宜急躁，宜舒缓情绪，静心寡欲。

关于静心，《论语》有一段话说得很实在："君子有三戒：少之时，血气未定，戒之在色；及其壮也，血气方刚，戒之在斗；及其老也，血气既衰，戒之在得。"其实，不论是老年人还是年轻人，都不该非分追求不该有的物欲和虚名，而应保持良好的心情和心态，少花时间和精力埋怨和怨恨。

## 二、少动多静，动而不劳

小暑时人体阳气旺盛，阳气具有护卫体表、抵御外邪的功能，只有保护好自身的阳气，人体才能得以健康无恙。小暑时气候炎热，人体能量消耗较大，此时宜遵循"少动多静"的原则，以免阳气外泄太过。每天作息应有规律，除了要保证充足的睡眠外，也要注意劳逸结合，且运动时一定要掌握好强度，避免强度过大。关于运动方式，陈可冀院士推荐了游泳和走步，他认为游泳是全身运动，是健身的好措施；走步是老年人最适宜的体力活动，有时间就坚持，可以驱走疲乏，每周3～4次，每次30～40分钟最合适。

## 三、注意休息，午后小憩

小暑时节，白昼时间延长，人们起居作息亦需做出相应调整，注意适当休息，减缓工作节奏。由于天气的原因，在小暑很多人的睡眠都存在一些问题，导致睡眠质量下降，于是会出现精力不足、头晕等情况，故保持适当的午睡能够帮助人们补充精力，减少身体上以及精神上的疲劳感。并且，适当的午睡还可以帮助人们控制血压，让心率变慢，避免小暑气温过高，因心率过快而导致的危险。此外，午睡还可以帮助人们有效预防冠心病等心脏疾病。

## 四、平衡膳食，清淡为佳

小暑节令属于长夏，是湿气较重的时候。而暑邪的另一特点便是"暑多挟湿"，即多兼夹湿邪一起致病。暑湿之邪最易困脾，影响脾胃运化功能，导致胃口不佳、脘腹饱胀，或肠鸣腹泻等，因此小暑又是消化系统疾病高发的季节。这段时间在饮食调养上要注意合理饮食，荤素搭配，以清淡为佳，可以适当喝些粥，用荷叶、土茯苓、扁豆、薏米、猪苓、泽泻、木棉花等食材煲成的消暑汤或粥，或甜或咸，非常适合此节气食用。另外，多吃水果也有益防暑，但是不要食用过量，以免增加肠胃负担，严重者可造成腹泻。

平衡膳食是很重要的。陈可冀院士指出，平衡膳食很重要。红色生洋葱含槲皮素较多，对预防血管老化应当有其益处；苦瓜性味苦寒，具有清热消暑、凉血解毒、滋肝明目的功效，对治疗痢疾、疮肿、中暑发热、痱子过多、结膜炎等病有一定的功效，且苦瓜含有丰富的维生素C，具有预防坏血病、保护细胞膜、防止动脉粥样硬化、提高机体应激能力、保护心脏等作用。另外，还可每日饮用1~3大杯绿茶、乌龙茶或普洱具有醒神、清肠、解闷等作用。

## 五、胸无城府心常泰，腹有诗书气自华

陈可冀院士喜爱读书，认为读书是人生的一大乐趣与享受。他强调读书能使人洞明处事道理，少些心计，多些朋友，少些是非，多交知己。

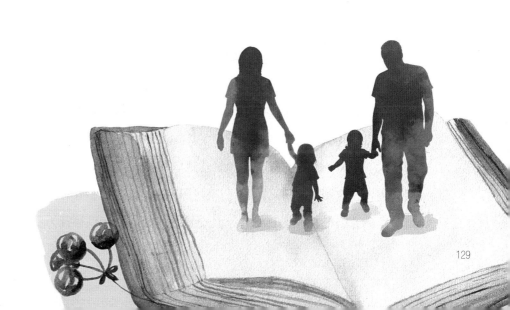

日常家居，忙碌之余，陈可冀院士每天都会听歌或喜好的曲子。哪怕她认为音乐可使人在繁杂的工作之后，精神得到很好的休整，起到神清气爽、理清思绪的作用。中医学提倡养心和养性，歌声和乐曲能够使人"放下""放心"和"放手"，达到自得其乐、闲中作乐的功效，让身心得到完完全全地松弛。

小暑时节，天气炎热，人们往往肝阳上亢，急躁易怒，汗出增多，阳气外泄，是高血压、心律失常等心血管疾病高发的季节。在心血管疾病的预防方面，陈可冀院士强调以下两点。

# 一、平肝潜阳、清心泻火，防治高血压

高血压是临床常见的慢性疾病，属于中医学"头痛""眩晕"等范畴。本病的发生多由于长期的精神紧张、忧愁思虑、急躁多怒、起居失常、饮食不节等因素，导致肝、肾、心、脾等脏腑的阴阳平衡失调所致。随着中医药治疗高血压研究的不断深入，中医理论中的"治未病"思想开始逐渐应用于指导高血压前期的健康管理。"治未病"最早出自《黄帝内经》，包括未病先防和既病防变两个方面。就未病先防而言，管理正常高值血压人群，预防高血压疾病的发生，中医药独具优势；就既病防变而言，针对性治疗以防控低、中、危高血压进一步恶化，减轻靶器官损害，改善生存质量，中医药具有一定优势。

陈可冀院士从1959年开始进行高血压的相关研究，积累了丰富的临床经验和经典有效病案。他认为，辨治高血压，一是要辨清病理性质，掌握阳亢与阴虚、标实与本虚的主次，予以潜阳、滋阴、活血、益气，阴虚及阳者又当温养；二是要区别病理因素，标实为主者，辨别风、火、痰、瘀的主次、兼夹，予以息风、清火、化瘀、活血；三是要审察脏腑病机，本虚为主者，鉴别肝、肾、心的重点，予以柔肝、滋肾、养心。临床上老年高血压患者以肝肾亏虚、阳亢、血瘀最为多见，治疗以补肾为主。中、青年期高血压病患者，多病程较短，以肝郁化火、火热上冲较为多见，肝阳上亢者亦不少见，常用清热降火、平肝潜阳的复方治疗。妊娠期高血压危害严重，早期预防、早期发现、早期治疗甚为重要，临床常见肝肾阴血亏损和肝阳上亢并见，多选用滋阴养血药治疗。陈教授针对辨证属于肝肾阴虚、肝阳上亢证的高血压患者，常采用自拟的经验方清眩降压汤治疗。方用苦丁茶30克，天麻30克，钩藤30克（后下），黄芩10克，莲子心10克，川牛膝10克，生杜仲10克，夜交藤30克，鲜生地黄30克，桑叶15克，菊花15克。方中苦丁茶散肝风、清头目、活血脉；天麻、钩藤平肝潜阳息风；杜仲补益肝肾；夜交藤搜风通络，养心安神；黄芩、桑叶、菊花清肝热，平肝阳；佐以牛膝祛瘀通络，引血下行以折其阳亢，更助苦丁茶等活血通脉之力；鲜生地黄清热养阴以滋肾水。诸药合用，共奏益肝肾、清肝热、平肝阳之功效。

　　小暑之际，由于天气炎热，阳气旺盛，火热上炎，高血压患者往往多见心肝火旺之证，陈可冀院士对清眩降压汤进行精简化裁，创立了具有平肝潜阳、清心泻火功效的清达颗粒，该方中君药为天麻，归肝经，具有息风定惊的功效；臣药为钩藤，入肝、心包经，助君药清热平肝息风；佐以黄芩清上焦之火；辅以莲子心清心热，心肝火热得降，使肝之浮阳潜藏。全方天麻、钩藤相须为用，平肝息风，以心肝论治；黄芩、莲子心实则泻其子，直达病所，对夏日初发的心肝火旺证的1级高血压患者非常适用。既往研究显示，该方能够使患者24小时平均收缩压进一步降低3mmHg，白天平均收缩压降低4mmHg，夜间平均收缩压降低3mmHg，同时可改善患者的心脏舒张功能，并对心肌细胞有保护作用。

## 二、益气养阴清热，防治心律失常

　　心律失常是心血管疾病中的常见病，有明显的季节性。中医学认为，"暑易伤气""暑易入心"，临床上也发现有些平时控制良好的房颤、室性早搏等心律失常患者，往往会在夏日出现病情加重，频繁出现失眠、心慌、气短、乏力等症状。心律失常在夏季高发，出汗多、睡眠差、情绪波动是其主要诱因。夏季天气炎热，人体为调节平衡散热会扩张体表血管，血液聚集于体表，供应心脏的血液就会相对减少。夏天出汗多，容易导致人体电解质平衡紊乱，使血液黏稠度升高，流速降低，从而导致心律失常频繁发作。夏季闷热的环境会影响人体下丘脑的情绪调节中枢，出现烦躁不安、激动等情绪变化，使人体自主神经处于异常兴奋状态，影响心肌起搏传导功能。同时，夏季昼长夜短，睡眠不足，还会导致人体生物钟规律紊乱，引发窦性心动过速或者室上性心动过速等。

心律失常属中医学"心悸""怔忡"的范畴，陈可冀院士倡导中西医病证结合，优势互补。他每以辨证论治兼顾疾病特点，辨病用方贯穿辨证论治之精神，重视辨证论治与专病专方专药结合，临床上多从虚、瘀、痰、火论治，重视详辨阴阳气血虚实，因证施治。《备急千金要方》有"因虚致悸"的论述。《丹溪心法》指出心悸"当责之虚与痰"。清朝王清任的《医林改错》首倡活血化瘀法治疗心悸用归脾安神等方不效者。陈可冀院士认为本病主要责之于虚瘀痰火，病位在心、脾、肝、肾，以虚者居多，常见虚实夹杂，以虚为本，以实为标，虚者以气虚和阴虚多见，实者有瘀血、痰火的不同。

陈可冀院士曾自创新补心丹，以西洋参、黄芪、麦冬、玄参、生地黄益气养阴清热为主，佐以丹参活血，柏子仁、酸枣仁宁心安神，鹅不食草清热解毒，用于病毒性心肌炎、甲状腺功能亢进症、高血压等病见心悸，证属气阴两虚、阴虚内热者。此为常法或通治之法，临证还须变通应用，如气阴两虚者，常以生脉散、黄芪生脉散加味；阴虚内热者，常以天王补心丹、新补心丹、知柏地黄汤；血虚肝旺者，以四物安神汤加减；气虚血少、脉结代者，以炙甘草汤加减；瘀血内阻者，以冠心Ⅱ号方、血府逐瘀汤加减；痰火内扰者，以黄连温胆汤、小陷胸汤加减；兼痰浊者，以瓜蒌薤白半夏汤、茯苓杏仁甘草汤、桔枳姜汤加减；水饮内停者，以防己茯苓汤、猪苓汤、五皮饮等；阴阳两虚、心肾不交者，以桂枝加龙骨牡蛎汤加减；伴头昏、脉弦、阴虚阳浮者，选加天麻钩藤饮、杞菊地黄丸。此外，治疗时还常加用宁心安神药物，实证者多选珍珠母、石决明重镇安神，虚证者多选酸枣仁、柏子仁滋阴养血安神，使心神得宁，惊悸自止。

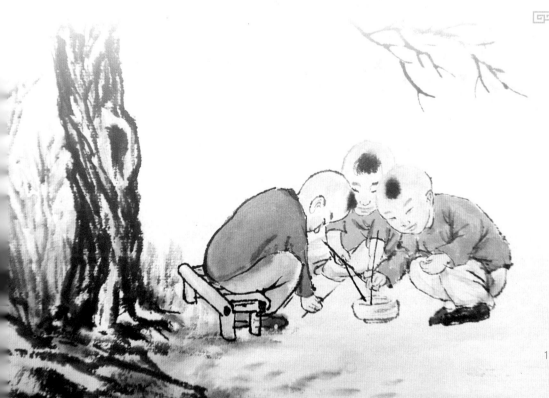

延伸阅读

༄ 小暑六月节坐功图 ────────────────

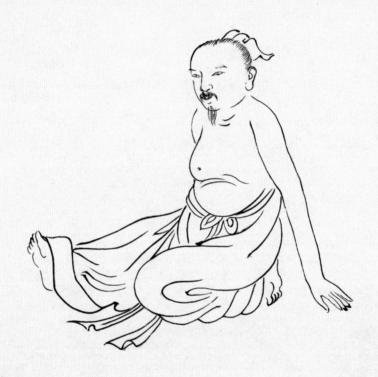

◉ 运：主少阳三气。

◉ 时：配手太阴肺湿土。

◉ 坐功：每日丑、寅时，两手踞地，屈压一足，直伸一足，用力掣三五度，叩齿，吐纳咽液。

◉ 治疗：腿膝腰髀风湿，肺胀满、嗌干、喘咳、缺盆中痛、善嚏、脐右小腹胀引腹痛、手挛急、身体重、半身不遂偏风、健忘、哮喘、脱肛、腕无力、喜怒不常。

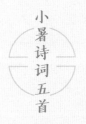
## 答李滁州题庭前石竹花见寄

（唐）独孤及

殷疑曙霞染，巧类匣刀裁。
不怕南风热，能迎小暑开。
游蜂怜色好，思妇感年催。
览赠添离恨，愁肠日几回。

## 送魏正则擢第归江陵

（唐）武元衡

客路商山外，离筵小暑前。
高文常独步，折桂及髫年。
关国通秦限，波涛隔汉川。
叨同会府选，分手倍依然。

## 暮秋重过山僧院

（唐）李频

却接良宵坐，明河几转流。
安禅逢小暑，抱疾入高秋。
静室闻玄理，深山可白头。
朝朝献林果，亦欲学猕猴。

# 阮郎归

（南宋）张抡

炎天何处可登临。须于物外寻。松风涧水杂清音。空山如弄琴。
宜散发，称披襟。都无烦暑侵。莫将城市比山林。山林兴味深。

# 夏夜追凉

（南宋）杨万里

夜热依然午热同，开门小立月明中。
竹深树密虫鸣处，时有微凉不是风。

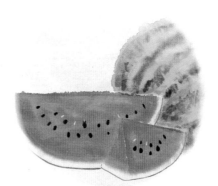

# 大暑

　　大暑是夏季最后一个节气，太阳黄经为120°，一般在公历7月22日至24日交节。"暑"是炎热的意思，大暑指炎热之极。大暑相对于小暑更加炎热，是一年中最热的节气，"湿热交蒸"在此时到达顶点。

　　大暑节气正值"三伏天"里的"中伏"前后，是一年中最热的时段。民间有"小暑吃黍，大暑吃谷"之说。谚曰："头伏萝卜二伏菜，三伏还能种荞麦；头伏饺子，二伏面，三伏烙饼摊鸡蛋。"头伏吃饺子是传统习俗，伏日人们食欲不振，往往比常日消瘦，俗谓之苦夏，而饺子在传统习俗里正是开胃解馋的食物。很多地方还有饮伏茶的习惯，由金银花、夏枯草、甘草等十多味中草药煮成的茶水，有清凉祛暑的作用。古时候，很多地方的农村都有个习俗，就是村里人会在村口的凉亭里放些茶水，免费给来往的路人喝。广东很多地方在大暑时节有吃"仙草"的习俗。民谚说："六月大暑吃仙草，活如神仙不会老。"仙草冻和烧仙草也是厦门人常见的消暑凉品。福建莆田人在大暑时节有吃荔枝、羊肉和米糟的习俗，称为"过大暑"。

　　在沿海地区，特别是浙江台州的沿海渔村有送"大暑船"的民间传统习俗，其意义是把"五圣"送出海，送暑保平安。送"大暑船"时，多伴有丰富多彩的民间文艺表演。

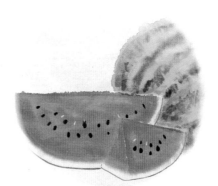

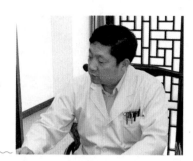

名医小传

贾英杰

　　1960年7月出生，主任医师，教授，博士生导师。天津中医药大学第一附属医院主任医师，享受国务院政府特殊津贴专家，第六批全国老中医药专家学术经验继承工作指导老师，全国名中医，天津市"十佳"医务工作者，天津市劳动模范，担任中国抗癌协会肿瘤传统医学专业委员会主委、中国中医肿瘤防治联盟副主席、中华中医药学会肿瘤专业委员会副主委、中国中医药研究促进会肿瘤专业委员会副主委、世界中医药学会联合会肿瘤经方治疗研究专业委员会副主委、天津市抗癌协会肿瘤传统医学专业委员会主委、天津中医药学会肿瘤专业委员会名誉主委，《中国中西医结合外科》《天津中医药》《中草药》《肝癌》《药品评价研究》杂志编委。

　　贾英杰教授从事中医肿瘤诊疗工作30余载，创立"黜浊培本"肿瘤中医治疗法则，抓辨治节点，动态辨治，主张采用多途径、多手段、多方法的中医药"立体疗法"模式，取得良好疗效。其主持并完成国家及省部级课题8项，获天津市科技进步奖二等奖1项、三等奖3项，中华中医药学会科技进步奖二等奖1项、三等奖2项，发明专利4项；主编专著6部，发表国内外核心期刊论文约335篇，其中SCI收录文章19篇；培养硕士、博士研究生100余名。

# 大暑节气谈肿瘤防治

大暑是夏季最后一个节气，正值"三伏天"里"中伏"前后，是一年中最热的时期。《二十四节气解》中"大暑，乃炎热之极也"足以说明了这个节气的炎热程度。除高温酷热外，雷暴频繁、雨量充沛也是大暑节气的特征，在万物生长旺盛的同时，湿热交蒸，空气湿度大，使在酷热难耐的基础上又多了一份"闷"，人们俗称"桑拿天"。暑湿之邪易留恋人体，加之贪凉饮冷，容易出现中暑、腹泻、感冒等疾病。对于肿瘤患者，大暑更是最难熬的节气之一。

我国著名中医肿瘤专家、天津市名中医贾英杰教授及其学术团队潜心中医肿瘤研究30余年，认为肿瘤是一种代谢性疾病，发现湿浊之邪与肿瘤的发生发展密切相关。由于现代人们工作压力巨大、饮食习惯不好、生活规律紊乱，容易引起人体代谢失常、致癌物质累积，造成肿瘤疾病高发。大暑时节，暑湿之气最盛，外界之暑湿易引发体内之湿浊，肿瘤患者易出现病情的进展。贾英杰教授指出，防治肿瘤还需要注意以下方面。

## 一、调理情志，保持乐观，远离抑郁、焦虑

中医学认为，"暑气通心""暑热扰心"，大暑时节，天气酷热，人们容易心烦意乱、无精打采，出现情志的异常。情志失调是肿瘤疾病的病因之一，七情太过或不及均可引起体内气血运行失常及脏腑功能失调，促进肿瘤的发生发展。贾英杰教授指出，近年来我国年轻女性乳腺癌发病率不断攀升与不良的情绪密切相关。忧郁、焦虑、失望和悲伤等不良情绪常常是肿瘤发生的前奏，社会心理的紧张刺激会降低或抑制机体的免疫能力，造成免疫能力缺损而引发肿瘤。并且大多数肿瘤患者在确诊后会出现不同

程度的抑郁、焦虑等，这些不良的情绪是肿瘤的"催化剂"，可导致肿瘤的进展。因此，保持积极向上、乐观开朗的心态对于肿瘤防治尤为重要。大暑时节如何远离抑郁烦闷、保持心态平和？贾英杰教授推荐以下3种方法。

### 1. 睡觉宁心

大暑时节要保证睡眠充足。若睡眠好，心情就会好，从而有利于心神的宁静。《黄帝内经》指出："夏三月……夜卧早起，无厌于日。"因此，应该在作息上符合当季需要，如晚睡早起，以顺应自然界阳盛阴虚的变化，建议肿瘤患者适当增加午休时间来补偿睡眠。

### 2. 常笑宽心

笑不但能养生，还能防癌治癌，一年四季都适用。俗话说"笑一笑，十年少"，一份愉悦的心情胜过十剂良药。贾英杰教授指出，消极情绪可进一步加剧神经、内分泌系统的失调，促进病情恶化。笑能够使大脑神经放松，激发免疫功能，从而协调各脏器的功能，促进肿瘤康复。因此，生活中要养成笑的习惯。

### 3. 饮茶安心

大暑时节最易出汗，中医学认为汗为心之液，"保得一分津，便存得一分命"。贾英杰教授推荐服用清心茶，即用玫瑰花、金银花、合欢花、荷叶一起泡茶喝，可以起到清心火的作用，是大暑时节简单实用的养心茶。

## 二、调摄饮食，不食生冷，养成良好饮食习惯

贾英杰教授指出，一个"癌"字三个口，很多癌症都是吃出来的，尤其是消化道肿瘤，如胃癌、食管癌、结直肠癌等。中医学认为"内伤脾

胃，百病由生"，特别注重顾护脾胃。过食生冷、冰镇、性寒的食物，容易损伤脾胃之阳气，导致脾胃运化失常，气机升降功能紊乱，湿浊内聚，阻碍气血运行，形成浊聚血瘀，促使肿瘤的发生。"人之大宝，只此一息真阳"，大暑时节一定要保护好身体的阳气，不能过食生冷，少吃西瓜、苦瓜、绿豆汤等寒凉食物，不能吃冰淇淋、冰镇饮料、冰镇水果等。尤其是化疗后的肿瘤患者，消化功能较弱，体质较差，抵抗力下降，对细菌、病毒等微生物感染的防御能力明显不如正常人，因而要保证饮食干净卫生，否则很容易诱发急性肠胃炎，出现腹泻。

大暑饮食应以"清淡、易消化、高蛋白"为原则，均衡营养，合理搭配。以清为补，宜补气清暑，健脾养胃，做菜的口味要清淡，切不可食肥甘厚腻。大暑时节人体新陈代谢加快，能量消耗大，应增加蛋白质的摄入。贾英杰教授指出，肿瘤患者尤其是在化疗期间会消化功能减退、食欲下降，营养严重低于机体所需，应以优质蛋白为主，如鸡蛋、鸡肉、牛奶、猪肉、豆制品等，尽量不吃红薯、栗子、芋头、汤圆、年糕等不易消化的食物。另外，养成良好的饮食习惯对于肿瘤预防尤其重要，注意三餐要定时，细嚼慢咽，不暴饮暴食，不吃滚烫、油炸、烧烤、高盐、腌制的食物。

此外，大暑时节人体的水分蒸发消耗过快，需要及时补充水分，建议以喝白开水最好，也可以适量饮用绿豆汤、菊花茶等清暑之品。出汗较多者可饮用糖盐水或功能性饮料，适当补充盐分和矿物质，以维持身体的电解质平衡，避免脱水。

## 三、运动防癌，方式不重要，关键是动起来

运动可以预防癌症的发生，贾英杰教授建议青年人优选中、高强度运动，中老年人宜选中、低强度运动，如步行、跑步、骑行、力量训练、打球、广场舞等。大暑正处于"三伏天"，天气炎热，肿瘤患者宜选择低强

度的运动项目，如散步、快步走、八段锦、太极拳等，宜在清晨或傍晚在清凉的公园、河边、林荫道旁进行，要注意避免运动后大汗淋漓，运动过后及时补充水分，不要进食冷饮。对于体内湿浊之气较重者，大暑时节适当运动，有利于体内湿气的排出。

## 四、调摄起居，防晒、防皮肤癌，切勿贪凉

大暑时节，烈日炎炎，要尽量避免烈日直晒，外出或工作时戴好遮阳帽、穿好防晒衣、涂好防晒霜。贾英杰教授指出，紫外线令肌肤产生皱纹、肤松弛衰的同时，也是导致皮肤癌的主要因素之一，如皮肤黑色素瘤、鳞状细胞癌和基底细胞癌。因此夏季要做好防晒工作，预防皮肤癌。

炎炎夏日，空调房成了人们最喜欢待的地方，甚至把温度调得很低，长期处在空调环境中容易出现头晕、头痛、食欲不振、上呼吸道感染、关节酸痛等症状，称为"空调病"。中医养生强调"春夏养阳，秋冬养阴"，人体应该顺应四时之道，吹空调冷风容易损伤人体阳气，故应该适度。贾英杰教授认为"虚邪贼风，避之有时"，尤其是免疫力低下的肿瘤患者，一定不要贪凉。他还提醒人们在吹空调时，要注意以下几点：不要长时间吹空调；室内外温差以不超过5～8℃为宜，室内温度不低于26℃，相对湿度宜在40%～60%；不要让通风口的冷风直接吹在身上；出汗时不要直接吹冷风；在空调房里最好披件小外套或披肩，保护肩颈和腰腹部，避免受凉。

## 五、祛湿化浊，调理内环境

大暑时节，又热又潮湿，湿浊之气氤氲，易侵袭人体。现代人随着生活水平的提高，大量吃肉使体内湿浊之气过重，百病而生，尤其是代谢性疾病，如高脂血症、糖尿病、冠心病等。时值大暑，外界之湿浊易引动体内之湿浊而导致疾病的发生，湿浊之邪，其性重浊黏腻，易阻碍气机，影

响脾胃运化，常见脘痞腹胀、大便不爽、头重如裹、胸闷气短等症。贾英杰教授认为，肿瘤作为一种代谢性疾病，与湿浊之邪关系十分密切，并首次提出"黜浊培本"的治癌大法。临床发现，湿浊之气较重者更易患癌，而且湿浊之邪从癌前病变时期即存在，往往存在于肿瘤发生、发展的全过程。因此通过祛湿化浊、调理内环境，可预防肿瘤的发生，也可延缓肿瘤的进展。如何祛除湿浊之邪？中医学认为"祛湿不利小便，非其治也"，淡渗利湿是祛湿的关键，此外还有健脾化湿、芳香化浊等法，其常用中药有茯苓、猪苓、泽泻、山药、佩兰、藿香等。贾英杰教授强调湿性黏浊，非一日可除，祛湿化浊须长期坚持才能取得良好的疗效。

贾英杰教授推荐大暑时节可适量食用冬瓜、绿豆、生薏米、赤小豆等，帮助排出体内的湿浊之邪。薏米红豆粥更是除湿浊的最佳食疗方，其做法是将适量赤小豆、薏米用温水浸泡20分钟，先大火煮至水烧开，然后转小火煮。除了祛湿浊外，长期食用薏米红豆粥还能强健脾胃，是极好的养生粥。

## 六、清热养阴，顾护津液

大暑时节，人体新陈代谢旺盛，出汗增多，体力消耗较大。中医学认为汗出过多，不仅伤津，而且耗气，容易出现全身乏力、食欲不振、口淡乏味、精神萎靡等症状，严重者还可出现头晕、胸闷、恶心、汗出不畅，这就是中医所说的疰夏，俗称苦夏。大暑时节，对于晚期肿瘤患者更是难熬。晚期肿瘤患者往往呈现气阴两伤之象，加之暑热侵袭，气阴更加耗伤。贾英杰教授指出，大暑时节，清热消暑、养阴生津尤为重要，建议除了多饮水以外，日常饮食中可适当增加甘凉或甘寒食物以及益气养阴类食物，如山药、大枣、海参、鸡蛋、牛奶、蜂蜜、莲藕、木耳、豆浆、百合等。另外，他还推荐用西洋参、麦冬、金银花、荷叶泡茶饮用，可防止暑耗气阴。

中医学认为，大暑为长夏，长夏属土，与脾相应，暑气通心，暑热易扰心神，因此贾英杰教授认为大暑养生的重点在"养脾"和"养心"。"养脾"最重要的是不要进食生冷食物，养成良好的饮食习惯，以免脾胃受损，变生百病。"养心"最重要的是静心调理情志，现代人生活节奏快，工作压力大，往往静不下心来，容易心浮气躁，更应该注重养心，保持良好的心态。贾英杰教授指出，肿瘤并不可怕，它是一种慢性病，可防可控，肿瘤患者要保持平和的心态与肿瘤和平共处。此外，吃、睡、运动和心情是决定身心健康与否的关键，故贾英杰教授推荐养生四要诀："宽心静心心情好，清淡饮食营养高，顺应四时要睡好，适当运动不可少。"

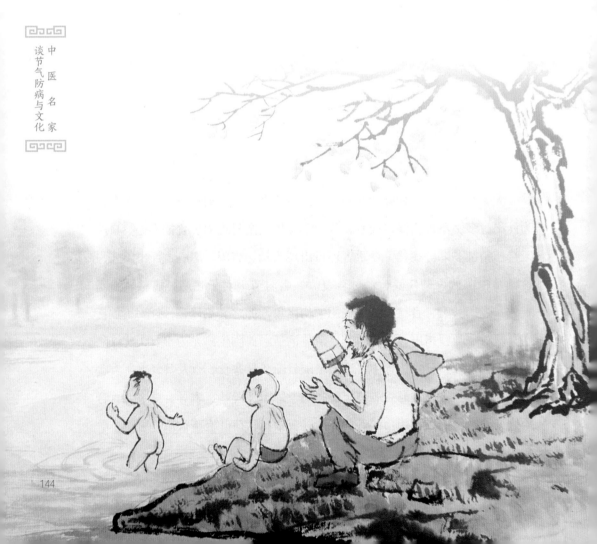

大暑六月中坐功图 ————————————————

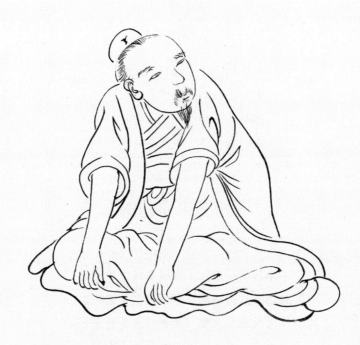

- 运：主太阴四气。
- 时：配手太阴肺湿土。
- 坐功：每日丑、寅时，双拳踞地，返首向肩引作虎视，左右各三五度，叩齿，吐纳咽液。
- 治病：头项胸背风毒、咳嗽上气、喘渴烦心、胸膈满、臑臂痛、掌中热、脐上或肩背痛、风寒汗出、中风、小便数欠、淹泄、皮肤痛及麻、悲愁欲哭、洒淅①寒热。

————————

① 洒淅：寒战貌。

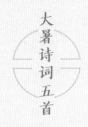
## 销暑

（唐）白居易

何以销烦暑，端居一院中。
眼前无长物，窗下有清风。
热散由心静，凉生为室空。
此时身自得，难更与人同。

## 刘驸马水亭避暑

（唐）刘禹锡

千竿竹翠数莲红，水阁虚凉玉簟空。
琥珀盏红疑漏酒，水晶帘莹更通风。
赐冰满碗沉朱实，法馔盈盘覆碧笼。
尽日逍遥避烦暑，再三珍重主人翁。

## 渔家傲

（北宋）欧阳修

六月炎天时霎雨。行云涌出奇峰露。沼上嫩莲腰束素。风兼露。
梁王宫阙无烦暑。

畏日亭亭残蕙炷。傍帘乳燕双飞去。碧碗敲冰倾玉处。朝与暮。
故人风快凉轻度。

# 暮热游荷池上五首其一

（南宋）杨万里

玉砾金沙一径长，暑中无处可追凉。
独行行到荷池上，荷不生风水不香。


# 念奴娇·谢人惠竹榻

（南宋）姜夔

楚山修竹，自娟娟、不受人间袢暑。我醉欲眠伊伴我，一枕凉生如许。象齿为材，花藤作面，终是无真趣。梅风吹溽，此君直恁清苦。

须信下榻殷勤，翛然成梦，梦与秋相遇。翠袖佳人来共看，漠漠风烟千亩。蕉叶窗纱，荷花池馆，别有留人处。此时归去，为君听尽秋雨。

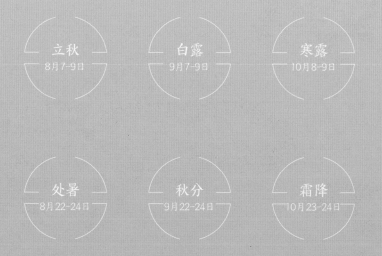

| 立秋 | 白露 | 寒露 |
| 8月7-9日 | 9月7-9日 | 10月8-9日 |

| 处暑 | 秋分 | 霜降 |
| 8月22-24日 | 9月22-24日 | 10月23-24日 |

秋

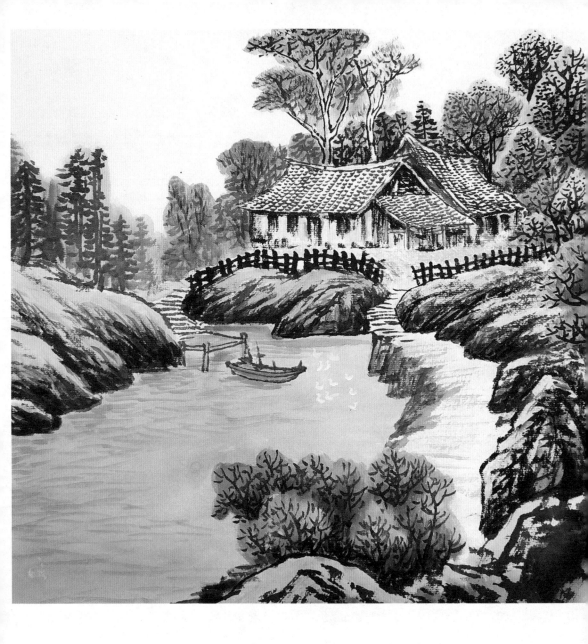

# 秋宵听雨二首其二

叶嘉莹

小院风多叶满廊，沿阶虫语入空堂。

十年往事秋宵梦，细雨青灯伴夜凉。

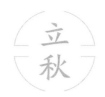

# 立秋

立秋是秋季的第一个节气，每年公历8月7日到9日交节。立秋并不代表酷热天气就此结束，初秋期间天气仍然很热，所谓"热在三伏"，又有"秋后一伏"之说，立秋后还有至少"一伏"的酷热天气。

《管子》曰："秋者阴气始下，故万物收。"立秋，意味着收获的季节到了，民间有祭祀土地神、庆祝丰收的习俗。立秋又称为"秋社节"，意思是普遍奉祀土地神。古代把土地神和祭祀土地神的地方称为"社"，按照我国民间的习俗，每到播种或收获的季节，农民们都要立社祭祀，祈求或酬报土地神。

在南方有立秋啃秋瓜的习俗。在入秋的这一天多吃西瓜，以防秋燥，据说可以不生秋痱子。"啃秋"在有些地方也称为"咬秋"，天津人在立秋这天吃西瓜或香瓜，称"咬秋"，寓意炎炎夏日酷热难熬，时逢立秋，将其咬住。还有的地方立秋啃生的玉米或山芋，其实是抒发一种丰收的喜悦。

秋天农作物收获后，农民就会利用自家的院落房顶晾晒农作物，准备过冬之用，尤其在湖南、江西、安徽等生活在山区的村民，由于地势复杂，村庄平地极少，只好利用房前屋后及自家窗台、屋顶架晒或挂晒农作物，久而久之就演变成一种传统农俗。特别是江西婺源的篁岭古村，晒秋已经成了农家喜庆丰收的"盛典"，"篁岭晒秋"也被国家文化部评为"最美中国符号"。

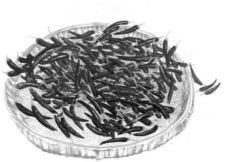

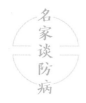

名医小传

## 张伯礼

中国工程院院士，中医内科专家，天津中医药大学名誉校长、博士生导师、教授、主任医师，国医大师，从事中医临床、教育、科研工作40余年，医术精湛、医德高尚、学风严谨、富于创新。

张伯礼院士在临床上主张诊病与辨证相结合，努力做到"两个清楚"；在治疗上中医西医优势互补，精于配伍，善用对药；在病机上提出痰瘀互生，贵在权变，痰瘀并治，治浊宜早宜净；在中医药防治冠心病、中风、阿尔茨海默病等重大疾病方面有丰富经验，临床疗效显著，深受广大患者爱戴。他主持血管性痴呆（VD）系统研究，首次制定了血管性痴呆证类分型标准和按平台、波动、下滑三期证治方案；明确了中风病证候和先兆症动态演变规律，建立了中风综合治疗方案；创立脑脊液药理学方法，揭示了中药对神经细胞保护的作用机制，获国家科技进步二等奖；主持开展了第一个中医药对心肌梗死二级预防的循证研究，建立了中医药循证评价系列方法和关键技术，促进了中医药临床研究质量的整体提升；连续承担了三项国家"973"项目，开展了方剂配伍规律的系统研究，创建了以组分配伍创制现代中药的新途径，并研制了一批现代中药；开拓了名优中成药二次开发领域，建立了系列关键技术，提升了中药产品质量和科技内涵，促进中药产业升级换代，荣获国家科技进步一等奖；主编中医药国家规划系列教材、《百年中医史》《中国中医药重大理论传承创新典藏》《中药现代化二十年》《中成药合理使用》等著作40余部；积极推动中医教育走向国际，主编世界中医药核心教材。他多年获得国家科技进步奖、天津市科技重大成就奖等近20项；获国家教学成果一等奖，编写专著20余部，培养毕业硕士、博士300余名，其中获全国优秀博士论文3篇、优秀博士论文提名2篇。

张伯礼院士十分重视中医药文化传承和中医药科普，亲自策划、主编了全国首套中医药文化传播丛书（共7册），倡导组建了全国中医药文化传播联盟，担任天津中医药大学中医药文化研究与传播中心、健康传播研究中心的荣誉主任，悉心指导中医药文化研究与实践，为全国和天津市中医药文化与健康传播做出突出贡献。

# 立秋宜养生 防疾病"秋后算账"

立秋，是二十四节气中第13个节气，太阳到达黄经135°，于每年公历8月7日至9日交节。立秋，是秋季的起点，却并不代表酷热天气的结束，立秋后还有至少"一伏"的酷热天气，真正凉爽一般要到白露节气之后。

中国工程院院士、天津中医药大学校长张伯礼指出，秋季气候干燥，冷热多变，老年人需注意保健防病。立秋过后天气逐渐凉爽，昼夜温差增大，短期的回热容易导致气温忽高忽低，老人、小孩等体质较差者难以适应多变的天气，很容易患上呼吸道感染、发热、咽喉炎、腹痛、腹泻等疾病。

《素问》指出："夫四时阴阳者，万物之根本也，所以圣人春夏养阳，秋冬养阴，以从其根，故与万物沉浮于生长之门，逆其根则伐其本，坏其真矣。"这是古人对四时调摄之宗旨，告诫人们四时养生要顺应春生、夏长、秋收、冬藏的自然规律。《管子》记载："秋者阴气始下，故万物收。"立秋是阳气渐收，阴气渐长，由阳盛逐渐转变为阴盛的时期，是万物成熟收获的季节，也是人体阴阳代谢出现阳消阴长的过渡时期。因此秋季养生，凡精神情志、饮食起居、运动锻炼，皆以"养收"为原则。

## 一、合理膳食，保护肠胃

炎炎夏日，酷暑难耐，很多人会出现食欲不佳的症状，立秋过后，气温由热转凉，人体消耗也逐渐减少，食欲开始增加，萌发出"贴秋膘"的想法，即吃味厚的美食佳肴弥补夏季清减的体重，为冬季增强抵抗力打下基础。从中医养生角度来看，盲目"以肉贴膘"的方式并不可取。虽然时至立秋，但全国大部分地区依旧处于最热的三伏，盛夏余热未消，秋阳似火，人体的胃肠功能仍然较弱，还没有完全调理过来，若此时进食太多肉类反而会增加胃肠负担，导致胃肠功能紊乱，结果适得其反。而且，对于心脑血管病患者或者老年人来说，盲目"贴膘"反而容易导致一些疾病发作或加重。

秋季燥气当令，容易耗伤津液，出现皮肤皲裂、口鼻干燥、口渴咽干等症状。《素问·脏气法时论》指出："肺主秋……肺收敛，急食酸以收之，用酸补之，辛泻之。"故此时饮食当坚持"少辛多酸"的原则，以清润、收敛为主，尽量少吃葱、姜、蒜、韭菜、辣椒等辛散之品，多吃一些甘味、酸味的滋阴润肺之品，如蜂蜜、银耳、雪梨、百合、荸荠、甘蔗、莲藕等，还可辅以沙参、麦冬、石斛、木耳、百合等养阴生津润肺的中药煮粥煲汤饮用。同时还应注意，秋季大量新鲜水果上市，瓜果虽好，但应谨记"秋瓜坏肚"，在享受美味的同时应有所选择和节制，以防损伤脾胃阳气。糖尿病患者更应少吃太甜的水果，尽量以西红柿、黄瓜、萝卜等蔬菜代替，以维持血糖稳定。

## 二、调节情绪，谨防忧郁

秋季是阳消阴长的过渡阶段，气候渐转干燥，日照减少，气温下降，草枯叶落，花木凋零，秋风萧瑟，秋雨凄凉，一些老年人往往容易触景生情，勾起心中凄凉、垂暮之感，产生忧郁、惆怅、烦躁等感伤情绪。这种气氛感染力很强，一人秋愁萌动，常常会影响周围的亲人、同事、朋友，"悲秋"的氛围更加浓郁。因此，秋季要特别注意情绪调节，以防秋愁伤身。

秋内应于肺，肺在志为悲（忧），悲忧容易损伤肺气，肺气虚则机体对不良情绪的耐受力下降，容易产生悲忧情绪。如何缓解这种秋季的肃杀、悲凉之气呢？《素问·四气调神大论》指出："使志安宁，以缓秋刑，收敛神气，使秋气平，无外其志，使肺气清，此秋气之应，养收之道也。"因此，在情志调摄上，要培养乐观情绪，保持内心平静、神志安宁，以避肃杀之气；收敛神气，以顺应秋季的容平之气，正所谓"气定则神闲，神闲则性静"。老年人应保持内心宁静、心情舒畅，切忌情绪大起大落，避免紧张、焦虑、恼怒等不良情绪的刺激。有时心神消耗的气血比身体劳作更多，因此不要让自己的心思太辛苦，遇伤感事应主动排解，以避肃杀之气，可积极参加一些力所能及的社会活动，并培养一些兴趣爱好，或多参加体育锻炼，如散步、登山、旅游等，以消解忧郁、惆怅等不良情绪。如条件允许，可以外出旅游，怡情舒心，其中登山活动有益于人体的呼吸和血液循环，增强心脏收缩力和肺活量。

## 三、起居有常，抵御秋燥

经过夏季的持续高温炙烤，人一直处于亢奋状态，出现心烦、焦躁、易怒等"情绪中暑"状况，造成人体能量消耗透支。而立秋之后气温由热转凉，人的情绪容易因身体能量消耗过多而出现疲劳、困乏等症状，并对身体健康产生不良影响。同时，立秋之后午休时间减少，加上现代人生活、工作压力较大，睡眠时间和质量下降，也会加重"情绪疲劳"。为摆脱这种不良的"秋燥"情绪状态，需要在日常生活、起居饮食等方面进行调整。平素要注意清淡饮食，因为油腻食物会在体内产生酸性物质，加深困倦。起居方面，应保证充足的睡眠时间，合理调整作息时间，顺应阳气收敛，"早卧早起，与鸡俱兴"，舒展肺气，而中午适当小睡也有利于化解困顿情绪。另外，还可以在室内放些绿萝、吊兰、虎皮兰等绿色植物，增添活力，释放氧气，净化空气，对摆脱与人体缺氧有关的困乏状态有一定作用。立秋时节白天依然炎热，但早晚寒气渐盛，体质虚弱者容易受到寒邪的侵袭。民间自古流传"春捂秋冻，不生杂病"的谚语。立秋过后，气温日趋下降，昼夜温差逐渐增大，寒露过后，北方冷空气会不断入侵，出现"一场秋雨一场寒"，此时应顺应"阴津内蓄，阳气内收"的需要，薄衣御寒，循序渐进地练习"秋冻"，以提高机体御寒能力，有利于预防呼吸道感染疾病的发生。但"秋冻"不宜冻脚，以免寒邪侵袭惹病上身，常言道"百病从寒起，寒从脚下生"。

## 四、适量运动，增强体质

秋季天高气爽，气温始凉未寒，正是户外活动的黄金季节，俗话说"动则不衰，乐则长寿"，故此时可以适当增加运动，锻炼心肺功能，增强机体耐受能力。每个人都可以根据自己的兴趣爱好和身体情况，选择一些适合自己的户外活动。身体较好者可以选择爬山、钓鱼、郊游等活动，而身体较差者则可以选择一些活动量较小的项目，如户外散步、打太极拳、练气功等。不同年龄层次的人，可选择不同的锻炼项目，如青年人可以打球、爬山、骑车、游泳等，年老体弱者则可以打太极拳、慢跑、散步、练八段锦等较为和缓的运动方式。需要注意的是，无论选择哪种运动方式，运动强度不宜过大、时间不宜过长，以防汗出太过，耗损阳气。锻炼前要做好充分的准备活动，以免造成关节韧带拉伤、肌肉拉伤等。

虽然秋季气候宜人，但多晴少雨，气候较为干燥，运动前后要多喝些水，注意补充体内水分，以保持上呼吸道黏膜的正常分泌，提高口鼻黏膜的防御功能，促进周身血液循环，但切忌暴饮，应少量、多次、慢饮，逐渐补充水分。如果运动过程中流汗过多，还应该注意喝些淡盐水，以补充体内钠的流失。

## 五、防病保健，安度"多事之秋"

立秋过后，雨水渐少，物候干燥，昼热夜凉，天气冷暖多变，人体一时难以适应，稍有不慎，极易旧病复发或引发疾病。因此，入秋后必须注意防病保健，只要多加防范，就能平稳度过"多事之秋"。

## 1. 预防感冒，拒绝秋燥

立秋是一年之中气温由升温转向降温的转折期，此后湿气逐渐减弱，转向干热，"桑拿天"逐渐减少。但立秋并不是真正秋天的到来，炎夏的余热未消，"秋老虎"甚至还可能虎视眈眈。这段时间昼夜温差也会逐渐增大，老年人及体弱者易受凉风，引发感冒、咳嗽、头痛等疾病。特别是患有慢性支气管炎、哮喘、慢性阻塞性肺疾病（慢阻肺）、心脑血管病、糖尿病等疾病的中老年人，若不注意天气变化，防寒保暖，一旦受凉感冒，极易导致旧病复发。华北地区气候干燥，人体很容易出现鼻干咽燥、声哑干咳、大便干结等"秋燥症"，老年人生理功能减退，免疫力降低，应特别注意预防"秋燥症"。切忌贪凉，尽量减少空调、电扇等电器的长时间使用，注意天气冷暖变化，预防疾病"秋后算账"。老年人应养成每日用冷淡盐水漱口洗鼻的习惯，仰头含漱片刻，使盐水与咽部充分浸润。干燥的秋天还易引起哮喘，有哮喘病史的老年人应尽量避免与过敏原接触。

## 2. 谨防秋季腹泻

夏日酷暑难耐，大量进食冷饮、瓜果虽然不至于造成脾胃疾患，但易使肠胃抗病能力有所下降，若入秋后再大量进食瓜果，势必更助湿邪损伤脾阳，脾阳不振不能运化水湿，腹泻、下痢、便溏等急慢性胃肠道疾病就随之发生。因此，入秋之后应少食瓜果，脾胃虚寒者尤应禁忌。立秋过后温度下降，部分致泻病原微生物易滋生，容易引起肠道细菌感染、胃肠功能紊乱等疾病。同时，人体受到冷空气刺激后胃酸分泌增加，胃肠发生痉挛性收缩，消化功能逐渐下降，肠道的抗病能力也开始减弱，容易出现反酸、腹痛、腹泻、腹胀等症。此时，要严格把好"进口关"，养成科学合理的膳食习惯，尤其注意腹部保暖。

## 3. 血压波动调整用药

炎炎夏日，不少高血压患者自测血压后看到血压下降，或担心降压药物有不良反应，常常会选择自行停药或减少药量。90%以上的高血压患者都有不同程度的动脉粥样硬化，对环境温度的适应能力较差，入秋后天气变凉，皮下组织血管收缩，周围血管阻力增大，血压变化明显，血管收缩直接影响血液供应，容易诱发心绞痛等有关心脑血管疾患。秋季气温变化较大，有时候出现忽冷忽热的情况，血管骤然收缩舒张，也容易引起中风、心肌梗死等重大心脑血管事件。因此，老年高血压患者务必重视血压的监测和管理，遵医嘱或及时调整用药方案，并注意先兆症状，如发现突然眩晕、剧烈头痛、视物不清、肢体麻木等，应及时送医院治疗，以防发生意外。

《素问·四气调神大论》曰："是故圣人不治已病治未病，不治已乱治未乱，此之谓也。"真正懂得养生的人，当顺应四时之气而养，方能达到预防疾病、治未病的效果。这也充分体现了中医"天人合一"的整体观念，"春生、夏长、秋收、冬藏"是一年四季生物的规律，人体也不外如此。立秋预示着炎热的夏天即将过去，秋天即将来临。立秋以后，虽然暑气一时难消，并且会有"秋老虎"的余威，但总体趋势是天气逐渐凉爽起来，正是防病保健的关键时期，应当保证充足的睡眠，适当增加体育锻炼，增强机体抵抗力，这样才能为深秋和寒冬的到来做好准备。夏秋交替的时间也是心脑血管疾病的爆发期，血管最怕"一冷一热"，这段时间不仅要养肺，还要注意高血压、心肌梗死、中风等疾病的预防。尤其老年人更要谨慎，注意保暖，早晚要增添衣服，发现不适，及时就医。

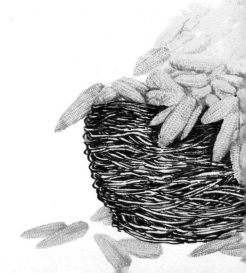

❦ 立秋七月节坐功图 ──────────────────────

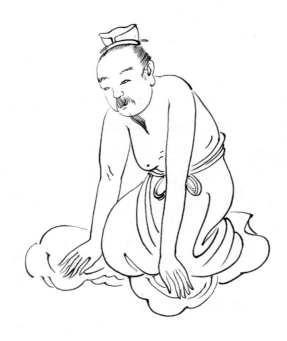

◉ 运：主太阴四气。

◉ 时：配足少阳胆相火。

◉ 坐功：每日丑、寅时，正坐，两手托地，缩体闭息，耸身上踊，
凡七八度，叩齿，吐纳咽液。

◉ 治病：补虚益损，去腰肾积气，口苦，善太息，心胁痛，不能反
侧、面尘体无泽、足外热、头痛、颔痛、目锐眦痛、缺盆①肿痛、
腋下肿、汗出振寒。

──────────

① 缺盆：足阳明胃经的常用腧穴之一，位于锁骨上窝中央，前正中线旁开4寸处。主治
咳嗽、气喘、缺盆中痛、胸部满闷、喉痹、瘰疬、瘿瘤等病症，直刺或斜刺0.3～0.5
寸，不宜深刺。

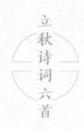

## 洛桥送别

（唐）储光羲

河桥送客舟，河水正安流。
远见轻桡动，遥怜故国游。
海禽逢早雁，江月值新秋。
一听南津曲，分明散别愁。

## 秋日后

（唐）王建

住处近山常足雨，闻晴晒曝旧芳茵。
立秋日后无多热，渐觉生衣不著身。

## 新秋

（唐）齐己

始惊三伏尽，又遇立秋时。
露彩朝还冷，云峰晚更奇。
垄香禾半熟，原迥草微衰。
幸好清光里，安仁谩起悲。

## 思佳客·立秋前一日西湖

（南宋）高观国

不肯楼边著画船。载将诗酒入风烟。浪花溅白疑飞鹭，荷芰藏红似小莲。
醒醉梦，唤吟仙。先秋一叶莫惊蝉。白云乡里温柔远，结得清凉世界缘。

## 重叠金·壬寅立秋

（南宋）黄昇

西风半夜惊罗扇。蛩声入梦传幽怨。碧藕试初凉。露痕啼粉香。
清冰凝簟竹。不许双鸳宿。又是五更钟。鸦啼金井桐。

## 立秋雨后

张伯礼

一夜秋雨不召至，半月暑热洗净去。
节气更替易患病，顺应自然莫自恃。
燥气当令食清润，贴膘因人忌过食。
秋冻于上衣勤调，血压咳喘防亦治。

处暑节气于每年公历8月22日至24日交节。处暑，即为"出暑"，是炎热离开的意思。处暑的到来，标志着炎热天气到了尾声，但处暑过后仍有持续高温，真正凉爽一般要到白露之后，人们常说的"秋老虎"一般就发生在处暑前后。

处暑的民俗活动很多，例如吃鸭子、放河灯、开渔节、煎药茶、拜土地爷等，多和庆祝丰收或迎秋祭祖有关。民间向来就有"七月八月看巧云"之说，有"出游迎秋"之意。

对于沿海渔民来说，处暑以后便是渔业收获的时节。每年处暑期间，在浙江省沿海地区的人们都要隆重举行一年一度的开渔节，通常是在东海休渔结束的那一天举行盛大的开渔仪式，欢送渔民开船出海。处暑过后，便是肥美海鲜上市的时节。

处暑前后民间会有庆贺"七月半"的民俗活动。"七月半"又称中元节、祭祖节、盂兰盆节、地官节，节日习俗主要有祭祖、放河灯、祀亡魂、焚纸锭、祭祀土地等。这个节日可以追溯到上古的祖先崇拜与农事丰收时祭。古时人们对于农事的丰收，常寄托于神灵的庇佑。

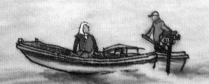

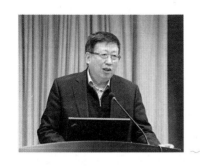

## 崔乃强

　　天津医科大学外科学教授，天津中医药大学外科学教授，博士生导师。1963年至1970年就读于天津医科大学（原天津医学院）医疗系，1978年师从吴咸中教授攻读天津医科大学普通外科硕士研究生，1984年攻读天津医科大学中西医结合外科博士研究生，曾在日本神户大学第一外科和德国Kronach医院外科留学。崔教授是天津市人民政府授衔专家，享受国务院特殊津贴专家，天津市南开医院首席外科主任，国家中西医结合胆胰疾病医疗中心主任，中国中西医结合学会副会长，天津市中西医结合学会副会长，《中国中西医结合外科杂志》执行主编，《危重病急救医学杂志》《国际外科学杂志》编委，美国胰腺疾病学会（APA）会员。

　　崔教授在学术上率先提出重症急性胰腺炎分期，将胰腺炎中医病机与西医病理结合起来，倡导把微创技术应用于重症急性胰腺炎的初期和感染期，收到良好治疗效果，在国内产生较大影响。采用通里攻下法治疗腹部外科疾病所致的多器官功能障碍综合征（MODS）。在治疗机理上提出重症腹部疾患导致急性呼吸窘迫综合征（ARDS）的淋巴途径，从一个侧面揭示了"肺与大肠相表里""由肠及肺"的机制。

　　崔教授获国家科技进步二等奖1项，天津市科技进步一等奖2项，中华医学科技进步二等奖，中国中西医结合学会科学技术一、二等奖，天津市科技进步二等奖10项，曾两次获得天津市"九五立功奖章"。发表学术论文300余篇，主编专业书籍4部，参编书籍8部，主译《施瓦茨外科学》，其所著的《中国急腹症治疗学》获立夫中医药学术奖。培养博士研究生36名，硕士生65名，指导博士后人员3名。

# 处暑防病 祛暑化湿

处暑是二十四节气中的第14个节气，古语说"夏尽炎气微，火息凉风生"，这是一个凉热交替的季节，人体需要不断调节适应，若调节不当则容易生病。天津市急腹症研究所常务副所长崔乃强教授指出，处暑节气正是处在由热转凉的交替时期，自然界的阳气由疏泄趋向收敛，人体内阴阳之气的盛衰也随之转换，故养生防病应以祛暑化湿为重。暑湿困脾，脾胃气机升降失调，在胃则气机郁滞，通降失职；在脾则运化失健，清气不升。脾胃运化失常，容易出现食欲不振，气短倦怠，脘痞胀满、疼痛等表现，下面具体谈谈处暑节气如何养生和防病。

## 一、养生顺四时而变

养生就是要顺四时而变，因此处暑节气到来，人的饮食、运动习惯和情志调摄都要做相应调整。

在生活起居方面，处暑时节自然界的阳气由疏泄趋向收敛，人体内阴阳之气的盛衰也随之转换。此时人们应早睡早起，保证睡眠充足，每天应比夏季多睡1小时。早睡可避免秋天肃杀之气，早起则有助于肺气的舒畅。午睡也是处暑时的养生之道，通过午睡可弥补夜晚的睡眠不足，有利于缓解秋乏。午睡对于老年人而言尤为重要，因为老年人气血阴阳俱亏，易出现昼不精、夜不寐的少寐现象。古代养生家说："少寐乃老人之大患。"《古今嘉言》认为老年人宜"遇有睡意则就枕"，这是符合科学养生观点的。此外，处暑后天气日益干燥，主动饮水非常重要，但一次不宜大量快速饮水，要多次少量饮水。同时，保持居住环境的湿度是润燥的重要环节。其最简单的办法就是在家中种些花或养鱼，或早晚多往地上洒水，或用湿拖把擦地等。

在运动锻炼方面，处暑时节秋高气爽，空气新鲜，户外运动是最简单的运动养生方法，特别推荐户外散步运动，其运动量虽然不大，但好处多多。散步不仅可以活动全身的肌肉和关节，促进气血运行，还能加强心肺功能，提高人体抵抗力，并且促进胃肠蠕动，增加食欲，所以非常适合体质较弱的人群。但处暑后太阳的紫外线辐射指数仍较高，应注意防晒以保护皮肤。户外散步的强度要根据自身情况调整，速度不要太快，每分钟保持六七十步为最佳，可以走走停停，也可坐下休息片刻。切勿有疲倦的感觉，也不要走到气喘吁吁，否则会因气血过度消耗而适得其反。俗话说："饭后百步走，活到九十九。"但注意不要饭后立刻运动，建议饭后2小时后再进行户外散步运动。因为进食后消化器官需要大量的血液进行工作。如果饭后立刻运动，血液就不能充分地供给消化系统，从而影响脾胃功能，导致消化不良。

在饮食调养方面，由于处暑时天气较干燥，燥邪易灼伤肺津，故此时节宜多食具有养阴润肺作用的食物，其中最具代表性的是蜂蜜。李时珍的《本草纲目》中载蜂蜜"清热也，补中也，解毒也，止痛也"。蜂蜜有养阴润燥、润肺补虚、润肠通便、解药毒、养脾气、悦颜色的功效，因此被誉为"百花之精"。蜂蜜中含有与人体血清浓度相近的多种无机盐，还含有丰富的果糖、葡萄糖、多种维生素、有机酸和有益人体健康的微量元素，如铁、钙等，其中果糖、葡萄糖都可不经过消化而直接被人体吸收利用，是理想的营养佳品。睡前食用蜂蜜，可以改善睡眠，使人尽快入睡。银耳亦是养阴润肺之佳品，中医学认为，银耳味甘淡性平，归肺、胃经，具有润肺清热、养胃生津的功效，可防治干咳少痰或痰中带血丝、口燥咽干、失眠多梦等病症。除此之外，还可多食用梨、百合、芝麻、牛奶、鸭肉、莲藕、荸荠、甘蔗等滋阴润肺食物。

在精神调养方面，处暑时节"宜安静性情"。时至处暑，秋意越来越浓，大自然逐渐出现一片肃杀的景象，此时人们容易产生悲伤的情绪，不利于人体健康，因此，在精神调养上，处暑时节要注重收敛神气，使神志安宁、情绪安静，切忌情绪大起大落，平常可多进行听音乐、练习书法、钓鱼等安神定志的活动。

总之，处暑节气是夏秋季节转换的过渡时期，人们应顺应自然，根据节气调整养生方式，适当增减衣物，舒缓情绪，增加休息，养阴护阳。

## 二、防病亦不可大意

对于身体较弱或有慢性病者，在处暑节气之际，更要注意调摄养生防病。

### 1. 适当增减衣物，不可过于"秋冻"

处暑之后，气温逐渐降低，不过早添衣可使人体的抗冷功能得到锻炼，增强御寒能力。但是"一场秋雨一场寒，十场秋雨要加棉"，"秋冻"也应有度，既要坚持"秋冻"，又要确保不因受寒而伤身，若应该添衣时不添衣而导致受凉生病，就违背"秋冻"的原意了。秋季养生要注意"天时地利人和"，当天气变化比较平缓时或气候较暖和的中午，适当少穿衣服是可以的；但一旦有强冷空气活动，造成气温急剧下降时或早晚气温非常低时，就不要一味地追求"秋冻"了，而应该及时、适当地增衣保暖。此外"秋冻"还应因人而异，一些不适宜"秋冻"的疾病患者，如心脑血管病、骨关节病、支气管炎等患者，应当及时添衣。寒冷、潮湿可引起人体多部位血管收缩、局部血流减慢、滑膜反应增加，从而使骨关节病症加重，因此风湿性关节炎、类风湿关节炎、骨性关节炎等骨关节病患者应从立秋开始注意保暖，避免受寒。

### 2. 温差变大，预防心脑血管疾病

由于处暑节气昼夜温差很大，气温不稳定，忽冷忽热，故人们要注意强身防病，尤其是中老年人本身血管弹性欠佳，对环境温度耐受性差，受到这样的冷热刺激后，全身血管收缩，心脏负担加重，可使冠状动脉痉

挛、心绞痛、心肌梗死、脑出血、脑梗死等的发病率升高。对于这种情况，首先要注重保暖，及时根据天气温度增减衣物；其次要加强锻炼，预防感冒，建议在天气转凉时接种流感疫苗；还应合理服药，心脑血管病患者在天气转凉后要及时复诊，适当增加服药剂量，切不要盲目轻易停药和减药，如高血压患者，要进行血压监测，按需调整药物。

### 3. 处暑要严防蚊虫叮咬

进入处暑，天气转凉，却又不失温热潮湿，这样的气候为蚊虫的滋生提供了适宜的条件，因此处暑时节是蚊虫活动的"旺季"，同时也是蚊媒性传染病的高发季节。由蚊虫叮咬引起的传染病主要有流行性乙型脑炎和疟疾。疟疾，俗称"冷热病""打摆子"，民间有歌谣："八月谷子黄，摆子要上床，十有九人病，无人送药汤。"这充分反映了疟疾对人们身体健康造成的危害。此外，蚊虫还能传播丝虫病及登革热等，危害人体健康。

### 4. 处暑节气应预防以下几种消化外科疾病

**脾心痛（急性胰腺炎）** 是指以上腹急性疼痛发作的剧痛，伴恶心呕吐、发热、尿淀粉酶增高为主要表现的病症。西医学中的轻症急性胰腺炎属该病证范畴。胰腺炎的发病原因受多种因素影响，常见的原因是酒精过量和胆系疾病（主要是胆结石）。急性胰腺炎病变程度轻重不等，轻者以胰腺水肿为主，临床较多见，常呈自限性，预后良好；少数重者表现为胰腺出血坏死，常继发感染、腹膜炎和休克等多种并发症，病死率高，称为重症急性胰腺炎。中医治疗本病以通腑祛邪为治则，西医治疗以改善微循环、解痉止痛、抑制胰酶分泌、抗感染、营养支持等为主。在确诊急性胰腺炎后，为减少胰液分泌，避免病情加重，初期患者不能进食，待症状缓解后，可遵医嘱部分开放饮食。

**胆胀（胆石症）** 是指胆腑气郁，胆失通降所引起的以右胁胀痛为主要临床表现的一种疾病。胆胀为肝胆系病证中常见的疾病，其临床表现与西医学的慢性胆囊炎、慢性胆管炎、胆石症等相似。胆胀多发生于40岁至65岁人群，女性多于男性，且以偏肥胖体型为多见。中医治疗本病以疏肝利胆、和降通腑为治则，临床当据虚实而施治，实证宜疏肝利胆通腑，根据病情的不同分别合用理气、化瘀、清热、利湿、排石等法；虚证宜补中疏通，根据虚损的差异合用滋阴、益气、温阳等法，以扶正祛邪。西医治疗以微创外科手术为主。胆胀患者平时宜平卧或右侧卧，若左侧卧则胆囊口朝下，结石在重力的作用下容易从胆囊落入胆囊颈部而发生嵌顿，引起胆绞痛发作。胆胀患者平时要少吃高脂肪、高胆固醇的食物，如肥肉、动物内脏、蛋黄、鱼子等，以减少胆汁排泄；发作期忌食油腻与辛辣食品，饮食以少吃多餐为宜；忌饮酒，少吃糖；要重视早餐，不进早餐可使胆汁分泌减少，胆酸含量降低，与胆固醇的比例失调而易形成胆固醇结石。发胖者要注意减肥，保持大便通畅，可多吃一些粗纤维食物。另外，进餐后不宜立即睡觉或久坐不起，可以散步或轻轻按揉右上腹部，促进胆汁的分泌与流畅。

**肠痈（急性阑尾炎）** 为外科常见急腹症，多因饮食失节、暴怒忧思使肠胃运化功能失职，湿热邪毒内壅于肠而发，临床以持续伴有阵发性加剧的右下腹痛、肌紧张、反跳痛为特征。中医治疗本病以清热解毒、活血化瘀、通里攻下为治则，西医治疗以抗感染及外科手术切除为主。急性阑尾炎伴穿孔、反复发作的阑尾炎患者，老年人、儿童、妇女妊娠期发作阑尾炎应及时手术治疗，术后应取半卧位，并根据病情恢复进食。本病患者平素应饮食有节，勿暴饮暴食，勿嗜食膏粱厚味和辛辣刺激、醇酒生冷之品，以免肠道功能受损而诱发本病。

总之，处暑时节，应参加健身活动，加强体育锻炼，以调心养肺，提高内脏器官的功能，有利于增强各组织器官的免疫功能和身体对外部寒冷刺激的抵御能力，增强心血管系统的功能，提高大脑皮层的灵活性，使人能够保持清醒的头脑和旺盛的精力。另外，也要调理饮食，注意卫生，以清淡为主，勿暴饮暴食，并增加维生素的摄入量，从而有效排除人体代谢产物，增强胃肠道功能，避免消化系统疾病的发生。

处暑七月中坐功图

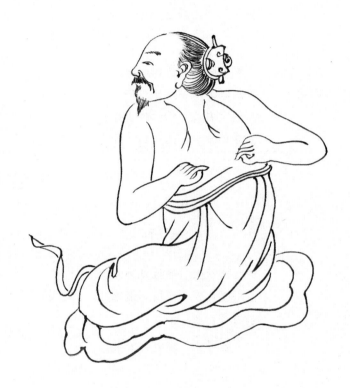

- 运：主太阴四气。
- 时：配足少阳胆相火。
- 坐功：每日丑、寅时，正坐，转头左右举引，就反两手捶背各五七度，叩齿，吐纳咽液。
- 治病：风湿留滞，肩背痛、胸痛、脊膂痛。胁肋髀膝经络外至胫绝骨外踝前及诸节皆痛、少气、咳嗽、喘渴上气，胸背脊膂积滞之疾。

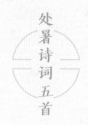

## 残暑招客

（唐）白居易

云截山腰断，风驱雨脚回。
早阴江上散，残热日中来。
却取生衣著，重拈竹簟开。
谁能淘晚热，闲饮两三杯。

## 袭美见题郊居十首，因次韵酬之以伸荣谢十首其八

（唐）陆龟蒙

强起披衣坐，徐行处暑天。
上阶来斗雀，移树去惊蝉。
莫问盐车骏，谁看酱瓿玄。
黄金如可化，相近买云泉。

## 菩萨蛮

（五代）毛熙震

绣帘高轴临塘看。雨翻荷芰真珠散。残暑晚初凉。轻风渡水香。
无聊悲往事。怎奈牵情思。光影暗相催。等闲秋又来。

## 贺新郎·送胡邦衡待制

（南宋）张元干

梦绕神州路。怅秋风、连营画角，故宫离黍。底事昆仑倾砥柱。九地黄流乱注。聚万落、千村狐兔。天意从来高难问，况人情、老易悲难诉。更南浦，送君去。

凉生岸柳催残暑。耿斜河、疏星淡月，断云微度。万里江山知何处。回首对床夜语。雁不到、书成谁与。目尽青天怀今古，肯儿曹、恩怨相尔汝。举大白，听金缕。

## 处暑后风雨

（元）仇远

疾风驱急雨，残暑扫除空。
因识炎凉态，都来顷刻中。
纸窗嫌有隙，纨扇笑无功。
儿读秋声赋，令人忆醉翁。

白露是孟秋时节的结束和仲秋时节的开始，一般于公历9月7日至9日交节。《月令七十二候集解》认为白露"水土湿气凝而为露，秋属金，金色白，白者露之色，而气始寒也"。白露过后，暑期结束，昼夜温差变大，可明显感受到秋天的凉意。

"白露"的命名正是因此时昼夜温差变大，清晨凝结露珠而得名的。民间在白露节气有"收清露"的习俗，明朝李时珍的《本草纲目》中记载："秋露繁时，以盘收取，煎如饴，令人延年不饥……百草头上秋露，未晞时收取，愈百病，止消渴，令人身轻不饥，肌肉悦泽。"其又曰："百花上露，令人好颜色。"因此，收清露成为白露最特别的一种仪式，以秋天的露水泡秋茶也成了白露时节的习俗之一，民间有"春茶苦，夏茶涩，要喝茶，秋白露"的说法，此时的茶树经过夏季的酷热，正是生长的极好时期，因而白露茶比春茶更加耐泡香醇。

俗语云："处暑十八盆，白露勿露身。"其意思是说，处暑仍热，每天须用一盆水洗澡，待18天后到了白露，就不可赤膊裸体了，以免着凉。因此，白露时节过后应注意保暖和进补，为冬天的到来做准备。福建地区的民俗是"白露吃龙眼"，因为龙眼有益气补脾、养血安神、润肤美容等多种功效，适合秋天进补。

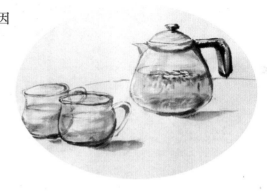

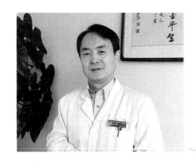

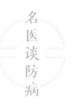

## 吴深涛

主任医师，教授，博士生导师，天津中医药大学第一附属医院内分泌代谢病科学术带头人，第六批全国老中医药专家学术经验继承工作指导老师，全国优秀中医临床人才，天津市名中医，中华中医药学会糖尿病专业委员会副主委，中国代谢病防治创新联盟专家委员会副主任委员，天津市中医药学会糖尿病专业委员会名誉主委，世界中医联合会内分泌分会副会长。

吴教授承担并获多项科研成果，其中省部级五项；主持国家自然科学基金项目2项，国家"十一五"攻关课题、国家中医药行业专项课题分中心负责人项目4项；主编专著6部，发表论文140余篇。

秋季篇

白露

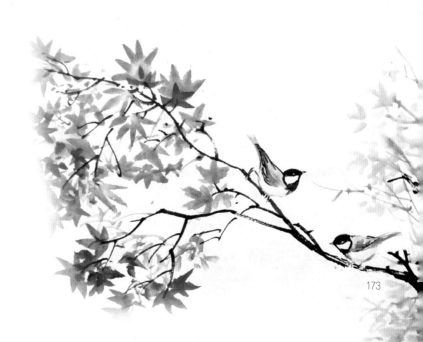

173

# 白露需防糖尿病并发症

《诗经》曰："蒹葭苍苍，白露为霜。"白露是反映自然界气温变化的重要时令，"露"是白露节气后特有的一种自然现象，夏季风逐渐被冬季风代替，气温开始逐渐下降，冷空气南下往往带来一定程度的降温，白露节气代表着秋意渐深，进入了仲秋时节。"一场秋雨一场凉"，白露是秋天的第三个节气，全国各地的天气转变非常明显，也是全年昼夜温差最大的节气，一般昼夜温差在10℃左右。对于秋意渐浓的白露时节，我们应该如何养生防病呢？

天津中医药大学第一附属医院内分泌科吴深涛教授介绍，"燥"是秋季气候的一大特色。因初秋承夏，久晴无雨，秋阳以曝，致燥邪当令，最易伤津耗液。根据中医五行学说，五脏中的肺对应自然界的秋季，且肺为娇脏，喜润而恶燥，因此秋季肺脏更易受到燥邪的损伤。白露时节燥气渐盛，与风相合形成风燥之邪，侵袭肺及肺所主之地，而"肺开窍于鼻，其华在毛，其充在皮"，故邪气易从皮毛、鼻窍等部位侵袭肺脏。此外，秋风阵阵，尘土干燥飞扬，还容易造成病毒、细菌等病原微生物的传播，此时是上呼吸道感染、鼻炎、哮喘等呼吸系统疾病的高发期。因此秋季在生活、工作、出行和饮食方面都应该注意调养肺脏，并注意保暖，尽量避免口鼻与致病性、过敏性物品接触，尤其是既往有呼吸系统疾病或过敏性疾病病史的患者，要做到"虚邪贼风，避之有时，未病先防，既病防变"。

白露节气之后天气渐凉，糖尿病患者病情常会在此时加重或者反复，同时也是糖尿病周围神经病变的高发时期。吴深涛教授根据多年的临床经验，认为糖尿病患者之所以每于秋冬交接之际病情出现加重或反复，是因为患者多为本身阴虚或气阴不足，到此季节时外被寒燥所闭，导致内生郁热，或外感燥邪引动内伏之热，最终导致阳盛阴伤，从而病情发生进展。

糖尿病周围神经病变是糖尿病最常见的慢性微血管并发症之一，它是一种神经病理性疼痛，以肢体远端受累为主，下肢比上肢多见，患者可有针扎样、烧灼样、撕裂样、触碰敏感性疼痛等多种临床表现，疼痛往往在夜间加重，严重者可形成难治型溃疡而导致截肢。吴深涛教授认为，糖尿病周围神经病变的病机以气阴两虚为发病基础，与阳虚寒凝、浊毒阻络相关，属本虚标实证，且瘀浊贯穿糖尿病周围神经病变始终，久则脉络失养，变生他症。因此，糖尿病患者在此节气要特别注意足部保暖，固护下肢阳气，如尽量选择柔软合脚的鞋袜，不宜过紧，保证足部血液运行通畅；睡前坚持温水泡脚，水温以40℃为宜，不能过高，浸泡20分钟，并用干毛巾将水渍擦拭干净；每天进行适当的运动，以促进足部的血脉运行等。以上方法均可有效防治或缓解糖尿病周围神经病变的出现，但是对于已经出现麻木疼痛等症状的患者则应及时就医，早期药物干预，未病先防，已病防变，往往能事半功倍。

白露时节，临近中秋，正是膏肥蟹美的时候，约三五好友，赏月品蟹，举杯对酌，不亦乐乎，然而这样容易导致高尿酸血症、痛风等疾病发生。因为贝类、海鱼、虾、蟹等海鲜都是嘌呤含量较高的食物，且饮酒也会对体内嘌呤代谢产生影响，二者共同作用下很容易使体内尿酸水平升高，从而诱发痛风，尤其既往有相关病史者，一定要注意控制饮食。其实日常生活中许多食物都富含嘌呤，除海鲜以外，如熏肉、干豆、动物内脏、火锅、鸡汤、鸭汤等也含有大量的嘌呤。而馒头、面条、玉米、胡萝卜、西葫芦、西红柿、土豆、牛奶、奶酪、鸡蛋、咖啡、可可、南瓜等的嘌呤含量较低。总之，只要能"管住嘴，迈开腿"就可防止痛风疾患的发作。此外，还要及时定期检查血尿酸水平，对出现了高尿酸血症者要及时用药调理，以免其向痛风发展和转变。

对于白露节气的养生，吴深涛教授建议从以下3个方面进行。

## 一、调养精神

古人云："自古逢秋悲寂寥。"秋季有萧瑟肃杀之气，秋风落叶、凄风凄雨，万木凋零，往往让人触景生情而悲秋，尤其是老年人往往因身体疾病而产生垂暮之感，诱发消极情绪，严重者终日郁郁寡欢，少语懒言。此时如果再遇上身体不适或烦心事，极易陷入抑郁的状态，从而加重病情。因此，白露时节要积极培养乐观情绪，以理智的眼光客观地看待自然界的变化，保持神志安宁，以适应秋天"容平"之气；要主动排解悲忧伤感之情，做些自己喜欢做的事情，如走亲访友、参加体育锻炼、郊游旅行、登山赏景等，开阔心胸以消解忧愁、惆怅等不良情绪，或静练气功，收敛心神，保持内心的平静。

## 二、清润养肺

### 1. 主动喝水以润肺

秋季主燥，而肺为娇脏，更易遭受燥邪侵袭而发病，因此及时补充水分非常重要。秋季每天要比其他季节多喝500毫升以上水，以维持正常的新陈代谢，保持肺与呼吸道正常的湿润度；平时要养成主动喝水的习惯，要定时饮水，不要等渴了再喝水；宜喝新鲜的温开水或淡茶水，亦可加入少许蜂蜜，每天早、中、晚都要喝1～2杯水，每天喝水不要少于6次。另外，还可直接将水"摄"入呼吸道，其方法是将热水倒入杯中，用鼻子对准杯口吸入水蒸气，每次10分钟，每日2～3次即可。

### 2. 调理饮食以养肺

燥为秋邪，易伤津损肺，耗伤肺阴，因此要戒烟限酒，适当食用一些滋阴润肺的食物，如莲子、芡实、梨、百合、枇杷、萝卜、蜂蜜等。另外，冰糖银耳汤、黄精秋梨汤、雪梨膏、百合莲子汤、山药莲子汤、芡实山药羹等均具有养阴润肺、健脾化痰的作用，可以常食。同时，饮食要清淡，宜吃易消化的食物，当痰多时应停食肉类等油脂含量高的食物；少吃辣椒、胡椒、孜然、芥末等刺激性食物，尤其是呼吸道感染期间，一定要忌食，否则不利于炎症的恢复。

### 3. 清洁气道以净肺

秋日居室要经常开窗通风换气，每日早晚应选择到空气清新的地方进行主动咳嗽，清除呼吸道及肺部的污染物，减少肺部损害。运动锻炼和娱乐时应到空气流通的场所，不要在马路边、地下室下棋、打牌，否则会对呼吸道、肺部有害。在大风、阴霾天等空气质量较差的时候，尽量少出门，减少刺激，即便要出门也应戴上口罩。

### 4. 通利腑气以清肺

在中医五行学说里，肺与大肠同属金，肺属阴在内，大肠为阳在外。肺为"相傅之官"，主气；大肠为"传导之官"，主变化水谷，传导糟粕。正因肺与大肠相表里，故大肠经的邪气容易进入肺经，肺经的邪气也可以表现在大肠经上，如大便秘结可诱发或加重慢性支气管炎等肺部疾患。由此可知，通利大便既可以降肺气、泄浊阴、预防衰老，又可防治慢性支气管炎、咳嗽等。因此，平时应多喝水，多吃新鲜蔬菜与粗粮，多做腹部按摩，预防大便秘结，已有便秘者应在医生指导下及时进行药物治疗。

## 三、早睡早起

白露之后天气渐凉，进入"阳消阴长"的阶段，阳气逐渐收敛，而阴气开始盛行，因此起居也要顺应这种变化。《黄帝内经》中就讲到"秋三月，此谓容平，天气以急，地气以明，早卧早起，与鸡俱兴"，故应尽量做到早睡早起，与秋季相应。

白露之后，天气冷暖多变，平时生活如何预防调摄才能达到秋气养收之道的效果呢？吴深涛教授介绍，可从以下的生活小事中做起。

### 1. 及时添加衣物

民间有"白露秋分夜，一夜冷一夜"的说法，中医也有"白露身不露，寒露脚不露"的讲究。也就是说，白露节气一过，穿衣服就不能再赤膊裸体了，因为此时天气将逐渐变凉，人的机体调节功能常来不及适应，易出现伤风感冒。因此，此时应注意及时添加衣物，但也不宜突然添加太多、太快，体质好的人应该以轻装薄素为宜，体质较弱的人要及时根据天气变化添加衣物，切不可忽增忽减，以防受凉，同时要特别注意脚部的保暖。另外，秋季一定要增加适量的耐寒锻炼，有助于冬季抗寒能力的提高。

### 2. 白露切莫贪凉

民谚曰"秋瓜坏肚"，是指立秋以后继续生食大量瓜类水果容易引发腹泻、下痢等急慢性胃肠道疾病。因此，白露时节应慎食瓜类等生冷水果，同时也要少吃冷饮、生冷海鲜等寒凉食物，避免伤及脾胃，脾胃虚弱者更应该注意。另外，秋天属肺，味属辛，且气候干燥，故应少吃生姜、牛肉、羊肉、辣椒等温热之品，以防肺气过剩，耗伤津液，可以适当多食甘淡滋润之品，既可调补脾胃，又能清肺润燥，防治"秋燥"。为了健康过冬，人们一贯有"秋季进补"的习俗，既往患有消化道疾病的人一般应少食多餐，多吃温性且易消化的食物。另外，白露节气昼夜温差大，夜间休息时稍不注意保暖就容易受寒，故在睡前要关好窗户，注意做好腹部、关节等部位的保暖工作，以免受凉带来一些疾病的困扰。

### 3. 锻炼动静结合

秋天气候宜人，是一年中非常适合锻炼身体的季节。运动项目的选择应因人而异，不宜进行过于剧烈的活动，以爬山、打太极拳、散步等较为舒缓的运动为主，要量力而行防止损伤。秋天是人体精气处于收敛内养的阶段，故运动量不宜过大，应由小到大，循序渐进；切勿大汗淋漓，以防出汗过多造成阳气耗损。锻炼时若觉得自己的身体有些发热、微微出汗，锻炼后感到轻松舒适，则表示已经达到了标准。所谓"动静结合"，是要注意做好热身以防拉伤。秋天气温下降，时常阴雨连绵，人体在这种环境下会出现血管收缩，关节活动能力减弱，锻炼前若不做好充分的准备活动，则易引起关节韧带、肌肉拉伤等，严重者可影响日常生活。

另外，秋季晨起锻炼不能空腹。有的人习惯早上起床就先去锻炼，练完再吃早饭，其实这样对身体不好，因为运动时身体会消耗大量能量，经过一夜的消化和新陈代谢，前一天晚上吃的东西已经消化殆尽，身体中基本没有可供消耗的能量了，如果在腹中空空、饥肠辘辘时锻炼，很容易发生低血糖，这对老年人或糖尿病患者来说更为严重。并且，锻炼时间不宜太早，因为秋冬日出前气温非常低。最合适的锻炼时间应该是早上9点以后，因为此时气温稍有提升，可以边晒太阳边锻炼；也可以下午四五点去公园锻炼，因为此时公园里的树木进行了一天的光合作用，空气含氧量高，很适合锻炼。下午是强化体力的好时机，此时肌肉的承受能力较其他时间高出50%，特别是黄昏时分，人体运动能力可达到最高峰，视、听等感觉较为敏感，心跳频率和血压均会升高。晚上运动有助于睡眠，但必须在睡前3～4小时进行，且强度不宜过大，否则反而会导致失眠。

延伸阅读

◦ᵒ白露八月节坐功图 ————————————————————

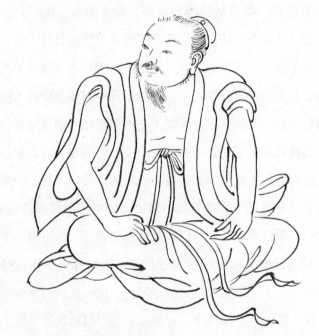

◆ 运：主太阴四气。

◆ 时：配足阳明胃燥金。

◆ 坐功：每日丑、寅时，正坐，两手按膝，转头推引各三五度，叩齿，吐纳咽液。

◆ 治病：风气留滞腰背经络，洒洒振寒、苦伸数欠，或恶人与火、闻木声则惊，狂、疟、汗出、鼽衄、口㖞唇胗①、颈肿喉痹、不能言、颜黑、呕、呵欠，狂歌上登、欲弃衣裸走。

———————

① 口㖞唇胗：嘴歪、嘴唇溃疡。

180

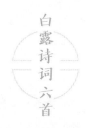

## 玉阶怨

（唐）李白

玉阶生白露，夜久侵罗袜。
却下水精帘，玲珑望秋月。

## 和振上人秋夜怀士会

（唐）王昌龄

白露伤草木，山风吹夜寒。
遥林梦亲友，高兴发云端。
郭外秋声急，城边月色残。
瑶琴多远思，更为客中弹。

## 满庭芳

（北宋）秦观

碧水惊秋，黄云凝暮，败叶零乱空阶。洞房人静，斜月照徘徊。又是
重阳近也，几处处，砧杵声催。西窗下，风摇翠竹，疑是故人来。

伤怀。增怅望，新欢易失，往事难猜。问篱边黄菊，知为谁开。谩道
愁须殢酒，酒未醒、愁已先回。凭阑久，金波渐转，白露点苍苔。

## 谒金门

（北宋）谢逸

帘外雨，洗尽楚乡残暑。白露影边霞一缕。绀碧江天暮。

沉水烟横香雾，茗碗浅浮琼乳。卧听鹧鸪啼竹坞。竹风清院宇。

## 减字木兰花

（北宋）吴则礼

淮天不断。点缀南云秋几雁。白露沾衣。始是银屏梦觉时。

别离怀抱。消得镜中青鬓老。小字能无。烦寄平安一纸书。

## 五律·白露

张伯礼

秋渐早晚凉，湿气结水降。

晨曦凝露白，日出蒸雾茫。

今天无白露，午后汗湿裳。

枉天不守时，罪我任性殇。

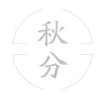

秋分节气一般为每年公历的9月22日至24日。秋分这天，太阳到达黄经180°（秋分点），几乎直射地球赤道，全球各地昼夜等长。董仲舒在《春秋繁露》中说："秋分者，阴阳相半也，故昼夜均而寒暑平。"秋分的"分"，实际上就是"半"的意思。过去把秋季分成孟秋、仲秋和季秋三部分，秋分正处仲秋，所谓平分秋色是也。

古有"春祭日，秋祭月"之说，秋分曾是传统的祭月节，现在的中秋节实际上最早就是由秋分的祭月节发展而来的。不过由于每年这天在农历八月里的日子不同，故不一定都有圆月。为了避免出现祭月无月的情况，

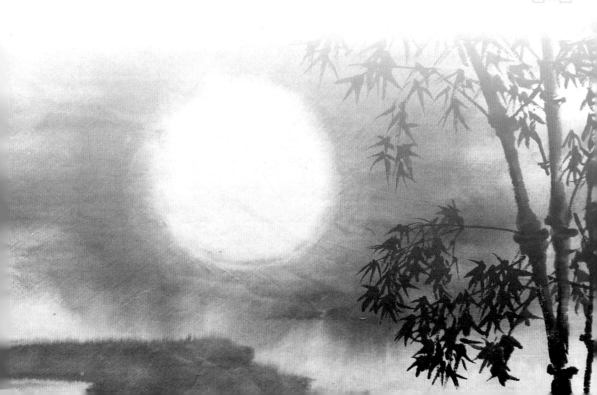

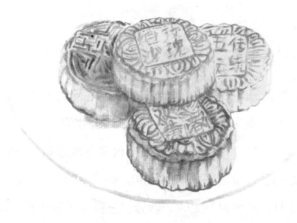

后来就将祭月节由秋分调至农历八月十五日。我国从古至今都有饮宴赏月的习俗，这一天，阖家团圆，满月正是寓意圆满、吉庆之意。从2018年起，我国将秋分设立为中国农民丰收节。

秋分是丰收的时节，也是犒劳耕牛的时间。秋分有"送秋牛"的习俗。牛在古代是耕地的主要劳动力，秋分时便可见人们挨家送"秋牛"，即把二开红纸或黄纸印上全年农历节气和农夫耕田图样，名曰"秋牛图"。送图者都是民间善言唱者，主要说些秋耕和吉祥的话，每到一家更是即景生情，见什么说什么，直到说得主人乐而给钱为止。其言词虽是随口而出，却句句有韵动听，俗称"说秋"，这些说秋人便称为"秋官"。

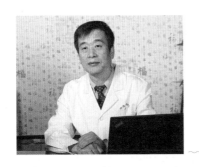

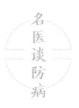

## 刘桂颖

　　主任医师，天津中医药大学第一附属医院呼吸科内科主任，硕士研究生导师，天津中医药大学首批"名医师带徒"导师，天津医疗健康学会呼吸病分会副主任委员，天津市中西医结合学会委员。他擅长中西医结合诊治呼吸系统疾病，对治疗慢性咳嗽、支气管哮喘、慢阻肺、肺间质病等方面较有专长。对急性重症呼吸系统感染类疾病，他强调合理应用抗生素下的中医辨证治疗，主张宣、降、清、润四法，祛痰活络贯彻其中。对于反复性、迁延性慢性呼吸道疾病，他主张以中药为主的治疗方案，强调搜剔、畅达、扶脾、养阴诸法，认为治疗应随证立法，紧扣病机，采用恰当的治疗使机体康复。刘桂颖教授共指导培养硕士研究生20余名、天津中医药大学"名医师带徒"继承人1名，承担天津市卫生局"咳喘方对哮喘豚鼠肺内嗜酸细胞凋亡的实验研究"的课题，并于2004年5月获天津市科技进步三等奖。近年来，他在国内核心期刊及专业期刊、国内外会议发表论文20余篇，参加编纂学术专著3部。

# 秋分至 养收防病并重

　　秋分一般为每年公历的9月22日至24日，是二十四节气中的第16个节气。秋分当天太阳几乎直射地球赤道，全球昼夜等长。秋分后太阳直射点移至南半球，北半球逐渐夜长昼短，气温降低的速度明显加快，早晚温差增大，我国北方大部分地区先后进入了秋季，日平均气温都降到了22℃以下。

　　秋季天气干燥，主要外邪为燥邪。秋分之前有夏季的余热，多表现为温燥；秋分之后，天气转凉，气温逐渐下降，多呈现凉燥的特点。天津中医药大学第一附属医院呼吸科专家刘桂颖介绍，秋季要养肺，养肺集中在"养"和"收"。肺为娇脏，喜润而恶燥，秋季燥邪较盛，容易导致口干咽燥、干咳无痰等肺津受伤的症状，秋季养生尤其要注意养阴润肺，以此来抵御燥邪对肺的伤害。收敛阳气可在饮食中适量增加山楂、五味子、醋等酸味食物，尽量少食或不食大葱、生姜、辣椒、芥末等解表发汗的食品。另外，随着气候逐渐变凉，人体气血会趋向收敛归藏，此时要注意随气候变化适时增加衣物保暖防寒，减少性温发散食物的摄入，助气血收敛而归于平顺。

　　感冒是秋季的高发病之一，因为进入秋季，人的免疫力会随季节变化而有所下降，同时秋季气候干燥，容易使人体受到外界致病邪气的侵袭而致病。口鼻是呼吸道的门户，皮毛也关乎肺，若这两个部位受到外邪的侵袭，则最容易引发感冒。秋季感冒不论是风寒证还是风热证，都要注意秋季燥邪当令这一特点，在治疗感冒期间适量多饮水，或将雪梨、麦冬、银耳等润肺之品煮水频频饮用，可有一定的辅助作用。

　　咳嗽也是秋季的高发病，以风燥咳嗽最为多见。《症因脉治·伤燥咳嗽》曰："天行燥烈，燥从火化，肺被燥伤则必咳嗽。"燥咳临床多表现为咽痒、咳嗽、顿咳少痰或无痰，严重时可有痰中带血丝、口鼻发干、声音嘶哑、舌干而少津液等。《金匮翼·燥咳》中总结为："肺燥者，肺虚液少而燥气乘之也。其状咳甚而少涎沫，咽喉干，气哽不利。子和云：燥乘肺者，气壅不利，百节内痛，皮肤干燥，大便秘涩，涕唾稠黏。"对于燥咳的治疗，宜以疏风润肺为主，若燥邪严重，可辨证应用中药汤剂，选用养阴润肺类药物。若属于温燥，则可用桑杏汤加减；若属于凉燥，则可选用杏苏散加减。此外，通过饮食调养可以预防秋季燥咳，如食用荸荠、甘蔗、雪梨等甘润的水果，或食用银耳雪梨汤、百合银耳汤、甘蔗马蹄饮等养阴润肺的药膳进行食疗。

支气管哮喘是一种与过敏相关的疾病，通常是在支气管高敏感的状态下受到外界过敏原过度的刺激，造成支气管出现一系列病理生理改变，使管腔狭窄，气流受限，呼吸不畅，而出现喘息伴哮鸣等症状。中医学认为，这是由外邪引动，痰气搏结于气道，使肺的宣降功能失常造成的，这个外邪主要是风，其次是空气中过多的悬浮颗粒物。本病的病机主要是风盛挛急、气道狭窄，治疗以疏风解痉、宣肺降气为主。对于支气管哮喘患者，防重于治，故应避免在降温或大风扬尘天气时外出，必要时佩戴口罩。此外，有支气管哮喘宿疾的患者应适当进行锻炼，如每天坚持慢跑或打太极拳等增强体质，避免复发。经常唱歌能增大肺活量，减轻肺部压力，还能振奋精神。做呼吸操可以加强支气管功能，保持呼吸道通畅，增强抗病能力，防止感染。其方法是采用平卧或站立位，两手放在上腹部，然后有意识地做腹式深呼吸，吸气时腹部隆起，呼气时腹部下陷，呼气时间比吸气时间长1~2倍，吸气用鼻，呼气用口，呼气时口唇紧缩做吹口哨的样子，每次20~30分钟，每天1~2次。饮食方面，应多吃高蛋白食物如瘦肉、家禽、蛋、大豆及豆制品等，增加热量，提高抗病力；消化功能不好者要少吃多餐；忌酒和过咸食物，因为酒和过咸食物的刺激可以加强支气管的反应，加重咳嗽、气喘、心悸等症状，诱发哮喘。

慢阻肺为老年人患病率较高的一种呼吸系统疾病，慢阻肺急性加重多发在秋冬季节，尤其是在秋分天气转凉或暖冷交替变化的时候。慢阻肺患者存在不同程度的阻塞性肺通气功能障碍，支气管受冷刺激而发生痉挛，更容易产生胸闷、喘息等症状。秋季特别是秋分以后，天气变凉、干燥多风，空气中悬浮颗粒物增多，感冒等会引发慢阻肺患者急性加重。此外，秋季气血内敛，阳气下降，体内原有的痰浊、瘀血等阴寒属性的致病邪气会随之增长，加上外部气候的变化，联合作用更容易使慢阻肺出现急性加重。

慢阻肺患者在秋天应及时增添衣物预防感冒，尽量减少外出避免风尘刺激；顺应季节进行调理，并在加重的早期干预治疗；还可以配合药膳、食疗或者中药汤剂等进行调补，扶正祛邪，标本兼治，是一种比较好的选择。若秋季疾病没有明显加重，可以考虑适当进补以提高抗病能力。通常慢性呼吸道疾病患者进补有一定难度，因为多数患者会有"虚不受补"的情况，需要以调补为宜，可用人参、黄芪等补气药联合养阴润肺药的方法进行，以防"上火"造成病情加重。若疾病已经出现加重，则要及时进行正规的治疗。

慢阻肺患者饮食上要注意多吃一些清润、温润的食物，如芝麻、核桃、糯米等，且不宜进食辛辣食品。秋天上市的果蔬品种多种多样，如藕、荸荠、甘蔗、秋梨、柑橘、山楂、苹果、葡萄、百合、银耳、柿子等，都是调养佳品。此外，慢阻肺患者进行适度的户外运动有益无害。患者可根据自己的体质状况选择合适的锻炼项目，如散步、慢跑、打太极拳、做中老年健身操等，身体状况比较好者也可爬山、游泳，但要循序渐进，持之以恒，以运动后自我感到舒适为度。同时，捶腰背和按摩迎香穴也可以起到一定的保健作用。捶腰背时，取端坐位，腰背自然挺直，两手握空拳，捶打腰背中央及两侧，从下往上，再从上往下，先中央后两侧，各捶30次，可通调背部经络，畅肺气。按摩迎香穴可将两手拇指外侧相互摩擦至热后，分别沿鼻翼两侧上下搓摩30次，然后用两手食指按揉两侧迎香穴（鼻翼外缘中点旁）30次，可有效改善局部及其临近组织的血液循环，增强局部对天气变化的适应能力和对病邪的抗击能力，对减少呼吸道疾患的发生具有一定的作用。

刘桂颖教授指出，为预防呼吸系统疾病的发生和症状加重，秋分可进行食补和适当的运动以进行调摄。"一夏无病三分虚，秋季进补正当时"，秋分可进行调补，但补益当分清寒热虚实，有食补和药补之分，总以滋阴润肺为基础。秋分饮食以酸、甘、润为主，可食用时令水果，适当增加饮水以预防和消除燥邪带来的伤害。如梨能生津止渴，止咳化痰，清热降火，养血生肌，润肺祛燥；葡萄富含葡萄糖、果糖、氨基酸、维生素等，具有抗氧化等作用；民间有"秋后萝卜赛人参"的说法，秋分可适当多食用萝卜以生津除燥、行气消食。秋季气候干燥，燥邪症状稍重者宜进行药膳调理，如银耳雪梨红枣粥、红枣莲子百合粥、生地天冬粥、红枣糯米粥、冬瓜老鸭汤、老鸭虫草汤等。南方江浙一带还有秋冬食用膏方的习俗，膏方的应用由来已久，也称膏滋，有滋润调养的特性。膏方可调整阴阳，补益气血，调动内在因素，激发与提高机体自卫和抗病能力，以"扶正祛邪"。年老体弱或秋燥症状明显者可进补膏方，以润肺调补。食用进补前应调节胃肠功能，因为经夏季消耗损伤，脾胃功能多较弱，立秋后如果突然大量进补，会骤然加重脾胃负担，使消化系统不能承受，易导致胃肠功能紊乱，出现腹胀、腹泻、厌食、消化不良、胸闷等虚不受补的表现。

秋季是炎热酷暑到冬寒的过渡期，气温相对凉爽，正是锻炼的好时机，但由于人体阳气处于收敛内养阶段，故运动也应遵这一原则，即运动量不宜过大，尤其是老年人、儿童和体质虚弱者，以防出汗过多，阳气耗损。此时运动宜选择轻松平缓、活动量不大的项目，还可以配合一些呼吸操改善肺功能，以达到抵御疾病的作用。散步是一项任何人在任何地方都可以进行的锻炼，最好选择在公园等空气清新、植物茂盛的地方散步，这样可以吸收空气中更多的负氧离子，对人的心肺功能和神经系统都具有良好的调节安抚作用。散步以微微汗出为宜，体重较大或有膝关节损伤者不宜进行较长距离的散步。另外慢跑这种缓慢的有氧运动也十分适合秋分时进行。慢跑是一种中等强度的有氧运动，目的在以较慢或中等的节奏跑完一段相对较长的距离，以达到热身或锻炼的目的。慢跑对于保持中老年人良好的心脏功能，防止肺组织弹性衰退，防治冠心病、高血压、动脉硬化等，具有积极的作用。居住在环境较好的郊区乡村者可选在早上户外慢跑，居住在城区内者建议在下午晚饭前慢跑。慢跑应因人而异，根据个人情况找到合适自己的运动速度和运动时间。

秋分正是秋高气爽之际，还带有阵阵微风，是放风筝的最佳时节之一，此时天气不冷不热，十分适合带着家人去郊外放风筝。放风筝可舒展筋骨，促进人体的细胞代谢，改善血循状态，消除体内积热，增强身体的抵抗力和耐寒力。而且在放风筝时，人们的眼睛会望着风筝在蓝天白云间摇曳飞舞，还可以起到调节视力、消除眼肌疲劳、预防近视的效果。同时郊外空气新鲜，负离子含量较高，在郊外放风筝还能呼吸清新的空气，从而有利于舒缓紧张的情绪，调畅情志。

登高作为一种锻炼方式，可使肺通气量、肺活量增加，血液循环增强，脑血流量增加。自古以来，秋日登高就是我国人民的一种习俗。受气压和空气湿度的影响，秋天多呈现出蓝天白云、秋风习习之景，给人秋高气爽的感觉，很适合登高望远。不过，对年老体弱者，还要避免不利因素，主动调适自己的状态，登高时间要避开气温较低的早晨和傍晚，登高速度要缓慢，上下山时可通过增减衣服达到适应空气温度的目的；高血压、冠心病等患者更要量力而行，以防不测；对运动者来说，每次锻炼后应多吃一些滋阴润肺、补液生津的食物，如生梨、甘蔗等。若出汗较多，还可适量补充一些盐水，补充时以"少量、多次、缓饮"为准则。

◦੭ 秋分八月中坐功图 ─────────────────────

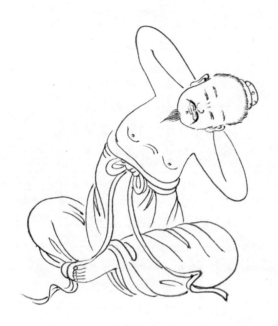

🕉 运：主阳明五气。

🕉 时：配足阳明胃燥金。

🕉 坐功：每日丑、寅时，盘足而坐，两手掩耳，左右反侧各三五度，叩齿，吐纳，咽液。

🕉 治病：风湿积滞胁肋腰股，腹大水肿、膝膑肿痛、膺乳气冲、股伏兔[①]胻[②]外廉足跗诸痛、遗尿失气、奔响腹胀、髀不可转、腘以结、腨[③]似裂，消谷善饮、胃寒喘满。

─────────

① 伏兔：属足阳明胃经腧穴。位于大腿前面，当髂前上棘与髌底外侧端的连线上，骨上缘上6寸。

② 胻（héng）：小腿。

③ 腨（shuàn）：小腿肚子。

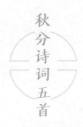
## 送僧归金山寺

（唐）马戴

金陵山色里，蝉急向秋分。
迥寺横洲岛，归僧渡水云。
夕阳依岸尽，清磬隔潮闻。
遥想禅林下，炉香带月焚。

## 夜喜贺兰三见访

（唐）贾岛

漏钟仍夜浅，时节欲秋分。
泉聒栖松鹤，风除翳月云。
踏苔行引兴，枕石卧论文。
即此寻常静，来多只是君。

## 中秋对月

（唐）李频

秋分一夜停，阴魄最晶荧。
好是生沧海，徐看历杳冥。
层空疑洗色，万怪想潜形。
他夕无相类，晨鸡不可听。

# 点绛唇

（北宋）谢逸

金气秋分，风清露冷秋期半。凉蟾光满。桂子飘香远。

素练宽衣，仙仗明飞观。霓裳乱。银桥人散。吹彻昭华管。

# 秋分后顿凄冷有感

（南宋）陆游

今年秋气早，木落不待黄。

蟋蟀当在宇，遽已近我床。

况我老当逝，且复小彷徉。

岂无一樽酒，亦有书在傍。

饮酒读古书，慨然想黄唐。

耄矣狂未除，谁能药膏肓。

通常每年公历10月7日至9日是寒露的交节日期。寒露也是一个反映气候变化特征的节气，寒露节气后，昼渐短，夜渐长，日照减少，热气慢慢退去，寒气渐生，昼夜温差较大，晨晚略感丝丝寒意。从气候特点上看，寒露时节，南方秋意渐浓，气爽风凉，少雨干燥；北方大部分地区已从深秋进入或即将进入冬季。寒露比白露时节更冷，俗话说"白露身不露，寒露脚不露"。

寒露时节北方冷空气活动更加频繁，"寒露不摘棉，霜打莫怨天"说的就是要趁冷空气到来前、气温不算太低时把棉花收回来。寒露时节也是长江流域播种油菜和华北平原播种冬小麦、收获番薯的重要时节，正是冬天到来前最后一个农忙时节。"寒露时节人人忙，种麦、摘花、打豆场""寒露时节天渐寒，农夫天天不停闲"等农谚都是描绘寒露时节的农忙景象。

"寒露、霜降、重阳到"，寒露时节也正赶上重阳节，又称九月节。重阳节与除夕、清明节、七月半并称四大祭祖节日，《吕氏春秋·季秋纪》中曰："九月丰收之时要求祭天地、祭祖以谢恩赐。"古人在9月农作物丰收之时会举行祭天帝、祭祖，以谢天帝、祖先恩德的活动。重阳节有登高的风俗，故重阳节又叫"登高节"。重阳登高习俗源于此时的气候特点以及古人对山岳的崇拜。这时气温降低，草木开始凋零，登高也有在冬天到来之前"辞青"的意思，这与古人在阳春三月春游"踏青"相对应，表达对一年四季轮回的敬畏。

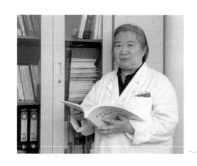

## 曹克光

天津中医药大学第一附属医院内科主任医师，教授，博士生导师，天津市名中医，第三、六批全国名老中医药专家学术经验继承工作指导老师。曹教授先后在肾病、血液病、老年病学科从事临床、教学、科研工作40余年，尤其对痛风病进行了深入研究，并根据中医学基本理论，结合现代药理学的研究成果完成了"痛风合剂"临床及机制研究，在临床方面建立了中医药治疗高尿酸血症及痛风疗法。

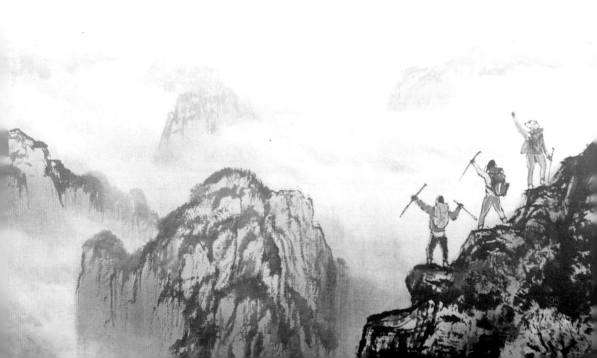

# 寒露时节话痛风

寒露是二十四节气的第17个节气，是二十四节气中最早出现"寒"字的节气，代表天气由凉爽转向寒冷，已是"露气寒冷，将凝结为霜了"。此时鸿雁南迁，菊花开放，太阳直射点开始向南移动，当太阳到达黄经195°时为寒露，北半球气温继续下降，天气更冷，露水有森森寒意，为秋到冬的转折，阴气更甚，多夹杂寒凉之气。从气候特点上看，此时南方气爽风凉，少雨干燥；而北方大部分地区已从层林尽染到漫山红遍，进入或即将进入冬季。在正常年份，此时10℃的等温线已南移到秦岭淮河一线，长城以北则普遍降到0℃以下。寒露时气候总的特点是气温下降快，温度下降 8～10℃的情况已较常见，且平均气温分布差异大。此时华南大多数地区的平均温度在 22℃以上；江淮、江南各地的平均气温一般在15～20℃之间；东北南部、华北、黄淮的平均气温在8～16℃之间；西北部分地区、东北中北部地区的平均温度已经到了8℃以下。随着气温的不断下降，病毒在气温下降和空气干燥时致病力增强，感冒成为最易流行的疾病。此时很多疾病的发生都会危及老年人的生命，如心脑血管病、肺炎、老年慢性支气管炎复发、哮喘病复发等。

天津中医药大学第一附属医院内科主任医师曹克光是全国第三批名老中医药专家，学术经验继承工作指导老师。她从事中医药治疗肾脏病、血液病、老年病的临床工作40余年，近20余年来主要进行中医药治疗痛风的临床研究，积累了丰富的经验。她介绍说，节气变化对痛风患者的影响不容小觑。痛风患者作为自然界的一部分，与天地相通，无可避免地会受到季节气候的影响。肝肾在寒露时节相对处于弱势，人体容易被寒邪侵入，与伏湿兼挟引起大小关节不利，加重痛风。自寒露时节开始，全国各地开始出现雾霾天气，影响人们的健康和交通出行。天地阴阳的变化会影响人体，顺应天时才能使自身阴阳相和，阴平阳秘，以达控制病情、强身健体的目的。

# 一、运动篇

寒露季节，北方寒凝凉燥，南方"燥"邪当令，是心脑血管疾病、呼吸系统疾病、肾系疾病等多种疾病的高发期，痛风患者可通过合理运动锻炼，调节血压、血糖和血脂等，促进尿酸排泄。中医学在四时养生中强调"秋冬养阴"，寒露时节，气候变冷，阳气收敛，阴精潜藏，合理运动即运动时不能破坏"收敛"这一原则，故不适合剧烈运动、汗出如露，以免升发阳气、耗散精气津液。进入寒露，全国各地开始陆续出现雾霾天气，雾霾严重时，尽量减少外出活动时间。俗话说"春捂秋冻"，这个"冻"不是盲目地冻着自己，适当的"冻"可以提高身体对寒冷天气的耐受度，可趁天气还未寒冷之前，风和日丽之时外出晨跑、散步、打太极拳等，使身体慢慢适应寒冷；天气寒冷之后，运动至身体微微出汗即可，不可脱衣摘帽，避免感冒。老年人基础疾病多，抵抗力相对较差，要尤其重视。天刚亮时，空气质量不佳且晨起气温偏低，身体偏弱者容易感受寒邪，故每天运动时间不宜太早；寒露后晚上露水雾气重，宜在太阳升起后外出运动，避免晚上7点后进行户外运动；雾霾严重时，应以居家运动为主。曹克光教授提醒，痛风发作期不宜运动；停止运动2小时后关节疼痛不缓解，则提示运动过量；提倡进行低强度、有氧运动，剧烈运动可使痛风患者出汗增加，血容量、肾血流量减少，尿酸、肌酸等排泄减少，出现一过性高尿酸血症，同时剧烈运动后体内乳酸增加，会抑制肾小管排泄尿酸，也可暂时升高血尿酸。

# 二、起居篇

寒露节气，阴阳之气开始转变，阳气渐退，阴气渐生，人体的生理活动也要适应自然界的变化，以确保体内的生理（阴阳）平衡。因此人们的起居时间应进行相应的调整，早卧以顺应阴精的收藏，早起以顺应阳气的疏达。寒露时节外界气温较低，民间称"吃了寒露饭，不见单衣汉"。此时首先要注意保暖，尤其是下肢及腰腹部的保暖，脚部是足三阴经与足三阳经所过之处，如果脚部受寒，寒邪就会侵入人体，影响脾、肝、肾、胃、胆、膀胱等脏腑功能。人的双脚离心脏最远，血液供应较少，再加上脚的脂肪层薄，因此，其保温性能差，容易受寒冷刺激的影响，故民间有"寒露脚不露""寒从脚下生"的养生保健谚语。对于痛风患者来说，较低的外界气温会使人体血液循环减慢，导致尿酸排泄减少，而增加痛风发作的频率。曹克光教授建议痛风患者应穿上保暖性能较好的鞋袜；可用热水泡脚，以促进血液循环，增加尿酸排泄，避免诱发痛风发作，还有助于睡眠。但是糖尿病患者由于周围神经病变，冷热刺激感觉不明显，要避免热水烫伤局部皮肤。进入寒露，全国各地开始陆续出现雾霾天气，出门佩戴口罩，进入室内要及时洗脸、漱口、清理鼻腔，去掉身上所附带的污染残留物，以防细颗粒物（PM2.5）对人体的危害。但不能因为雾霾天气而疏忽开窗通风，要注意适度地通风，以加快室内空气的流通，每天通风至少30分钟，保证室内空气的新鲜，有利于防止呼吸道疾病的发生。若条件允许，可在居室及其周围种植绿植花卉，既能净化空气，又能让环境充满生机，有利于身心健康。另外，还应坚持每天用冷水洗脸，这样可增加机体的耐寒能力，提高人体免疫力，预防感冒。

## 三、精神篇

寒露季节，万物随寒气增长，逐渐萧瑟，因而时常引起人们心中的凄凉之感，产生悲忧的情绪，容易伤感、抑郁。情志失调是多种疾病的诱发因素，不利于身体心理的健康，精神类疾病患者在这个季节也容易出现症状反复的现象。过分伤悲可损伤肺气，对机体的免疫功能造成损害，使机体抗病能力下降。因此，保持良好的情绪心态是养生保健的主要内容，情绪上要注意保持安定平静，忌骄忌躁，勿使情志外泄，使肺气保持清肃，内心宁静，情志平和，避免或减少秋季肃杀之气对精神的影响，可以通过练习书法、绘画、练太极拳等安定神志。若违背了这一原则，则身体的收敛功能在秋天不能得到应有的养护，以致供给冬天的闭藏之力少而不足，到了冬天就可能会出现完谷不化之泄泻。俗话说"笑一笑十年少"，中医有"常笑宣肺"的说法，笑对人体来说是一种非常好的"运动"。笑能调整与改善人体的呼吸，有利于体内浊气的排出。适当地增加唱歌、跳舞、远足等让人开心的活动，都可以有效改善情绪，有利于将心中的悲伤、不悦宣泄出去，让人变得乐观。另外，晒太阳也可改善低沉情绪，对缓解抑郁有一定作用，故晴天时可到户外散步，沐浴阳光。

## 四、饮食篇

"日享菊香播小麦，夜喝梨贝养脾肠"，寒露时节起，雨水渐少，天气干燥，昼热夜凉，饮食方面亦要顺应自然界的变化，遵循"燥者润之""寒者温之""慎用补品"的原则。秋天在五行属金，应六气为燥，五味属辛，肺与大肠相表里，寒露空气凉燥，呼吸道和肠道容易被秋燥侵扰，人们在秋天普遍都会出现口鼻干燥等秋燥症状，儿童易引发肺系疾病，老人更易出现便秘、痔疮、便血等。因此应在平衡饮食五味的基础上，根据个人的具体情况，适当多食甘淡滋润的食物，如芝麻、百合、梨、蜂蜜、萝卜等，既可补脾胃，又能养肺润肠，还可防治咽干口燥等症；少吃煎炸、热性食物，可多吃些槐花、蜂蜜、香蕉等通便润肠之品。百合味甘、微苦，性微寒，入心、肺两经，可与粳米做百合粥，能润肺止咳、清心安神；百合还含有一些特殊的营养成分，如秋水仙碱等生物碱，这些成分综合作用于人体，尤其对痛风患者有良好的营养滋补功效。此外，还可在房间中放置加湿器，以增加湿度。

《素问·至真要大论》曰："甘先入脾。"在五行中脾胃属土，土生金，肺肠属金。甘味养脾，脾旺则肺气足。故寒露时宜常食甘淡补脾食物，如山药、大枣、粳米、糯米、鲈鱼、鸭肉、莲子等。寒露时节是秋刀鱼最肥美的时候，其含有丰富的优质蛋白和矿物质，以及人体不可缺少的EPA和DHA等不饱和脂肪酸，具有抑制高血压、抗动脉硬化的作用，可适量食用。

天气寒冷的时候，火锅、麻辣烫、麻辣香锅等受到很多年轻人的喜爱，但是秋季"燥"为主气，过多地食用辛辣食物容易耗伤津液，使人出现口干舌燥、皮肤干燥、干咳少痰、大便秘结等症状。寒冷的时候偶尔吃一点辛辣的食物可以，但是一定要避免过多进食辛辣之品，食用辛辣时也要注意补充水分。民间有"贴秋膘"的说法，在冬季寒冷到来时，可帮助人体抵御寒冷外邪的侵袭。但"贴秋膘"也要与时俱进、因人而异，要"量体裁衣"，讲究三因制宜（因人、因时、因地制宜）。过食肥甘厚味不但会加重胃火，使自身秋燥症状更加明显，而且不利于心血管疾病患者控制血压、血脂。若平素多食肥甘厚味，日常饮食营养丰富，则不必刻意"贴秋膘"；对于血压、血糖、血脂、血尿酸等代谢方面异常者，不可"贴秋膘"。

曹克光教授强调，近些年研究证实，痛风患者需要特别注意饮料的影响。果糖广泛存在于多种水果及蜂蜜中，是甜度最高的天然糖，而甜味饮料中也含有大量的果糖添加剂，过量摄入果糖会导致血尿酸水平升高。因此建议痛风患者尽量不喝饮料，水果每天不超过250克。寒露季节气候从凉爽开始走向寒冷，痛风患者可适当在清补的基础上稍加温补之品，但不可进食大鱼大肉，也不可过多摄入油脂，包括坚果、植物油、沙拉酱、麻酱等。有研究证实，三酰甘油、低密度脂蛋白胆固醇升高可作为引起痛风的高危险因素。

## 寒露饮食推荐

食补适合一般体质、没有严重疾病者，可以改善体质、增强抵抗力，但要注意尽量选择补而不峻、润燥不腻的平补之品。

| | |
|---|---|
| 红枣花生<br>山药粥 | **原料：** 红枣10枚，花生45克，山药1段，粳米100克。<br>**制法：** 将山药、花生洗净后，与去核的红枣放在一起煮开，然后把粳米放进去继续熬煮，直至米变得软糯即可盛出，随即便可放温、食用。<br>**功效：** 健脾益胃。 |

| | |
|---|---|
| 大枣莲子<br>银杏粥 | **原料：** 百合30克，大枣20克，莲子20克，银杏15粒，粳米100克，冰糖适量。<br>**制法：** 莲子先煮片刻，再放入百合、大枣、银杏、粳米，煮沸后改用小火煮至粥稠时加入冰糖，稍做炖煮即可关火。<br>**功效：** 养阴润肺，益胃生津。 |

| | |
|---|---|
| 雪梨杏仁<br>瘦肉汤 | **原料：** 雪梨3个，甜杏仁10克，猪瘦肉100克。<br>**制法：** 将雪梨清洗干净，切成4瓣，除去果核。猪瘦肉洗净，切成小段。起火上锅，放入雪梨、瘦肉、甜杏仁，加入适量清水，用大火煮开后，改用小火继续煮1小时左右，加入冰糖，5分钟后即可出锅。<br>**功效：** 清热润肺，化痰止咳。此汤适于秋季天气干燥时食用，适合咳嗽、气喘、痰多患者食用。另外，此汤可辅助肠燥便秘者治疗便秘。 |

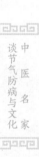

寒露九月节坐功图 ——————————————

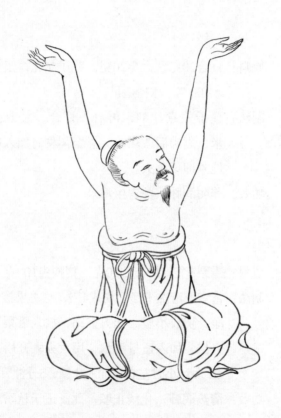

◉ 运：主阳明五气。

◉ 时：配足太阳膀胱寒水。

◉ 坐功：每日丑、寅时，正坐，举两臂，踊身上托，左右各三五度，叩齿，吐纳咽液。

◉ 治病：诸风寒湿邪挟胁腋经络动冲，头痛、目似脱、项如拔、脊痛、腰折、痔、疟、狂、颠痛、头两边痛、头囟顶痛、目黄泪出、衄衄、虐乱诸痛。

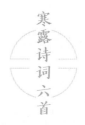

# 九月一日过孟十二仓曹、十四主簿兄弟

（唐）杜甫

藜杖侵寒露，蓬门启曙烟。
力稀经树歇，老困拨书眠。
秋觉追随尽，来因孝友偏。
清谈见滋味，尔辈可忘年。

# 鲁中送鲁使君归郑州

（唐）韩翃

城中金络骑，出饯沈东阳。
九月寒露白，六关秋草黄。
齐讴听处妙，鲁酒把来香。
醉后著鞭去，梅山道路长。

# 与韩愈、李翱、张籍话别

（唐）孟郊

朱弦奏离别，华灯少光辉。
物色岂有异，人心顾将违。
客程殊未已，岁华忽然微。
秋桐故叶下，寒露新雁飞。
远游起重恨，送人念先归。

夜集类饥乌，晨光失相依。

马迹绕川水，雁书还闺闱。

常恐亲朋阻，独行知虑非。


## 鹧鸪天

（北宋）黄庭坚

紫菊黄花风露寒。平沙戏马雨新干。且看欲尽花经眼，休说弹冠与挂冠。

甘酒病，废朝餐。何人得似醉中欢。十年一觉扬州梦，为报时人洗眼看。


## 蝶恋花

（北宋）周邦彦

月皎惊乌栖不定。更漏将残，辘辘牵金井。唤起两眸清炯炯。
泪花落枕红绵冷。

执手霜风吹鬓影。去意徊徨，别语愁难听。楼上阑干横斗柄。
露寒人远鸡相应。


## 五律·寒露冷雨

张伯礼

寒露逢漫霖，凝水冷雨纷。

云厚雁难陟，雀少蝉鸣噤。

摘棉收菽怅，菊华孤傲淋。

阳虚始于足，秋燥宜温润。

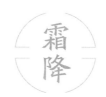

霜降是秋季的最后一个节气，也是步入冬季的前奏。由于"霜"是天冷、昼夜温差变化大的表现，故以"霜降"命名这个表示气温骤降、昼夜温差大的节令。俗话讲"霜降杀百草"，霜降过后，植物渐渐失去生机，大地一片萧索。每年农历9月晚稻收割结束之后的霜降期间，也是庆祝丰收、进补的好时节。霜降时节是秋冬气候的转折点，也是阳气由收到藏的过渡，此时的养生关键应注意做好"外御寒、内清热"。民间有"冬补不如补霜降"的讲法，尤其应健脾养胃，以养后天。

西南地区的壮族也有庆祝霜降的传统。壮族霜降节是壮族典型的民俗活动，依托于壮族稻作文化，最初是壮族民众酬谢自然、庆祝丰收的一种形式，表达人们祈盼五谷丰登的良好愿望，后来发展成为祭祀民族英雄，进行商贸活动、民俗文化表演的综合性民俗活动。壮族霜降节主要流行于广西壮族地区的天等、大新、德保、靖西、那坡等县，以及云南东部等地区，于每年农历霜降后的9天内举行，参加人数多达万余人。壮族人在霜降节这一天会有很多的庆祝活动，除了用新收获的糯米制作成独具特色的"迎霜粽"来招待亲朋好友之外，这一天壮族人民不用劳作，一般都会走亲访友，增进感情。另外，在霜降节这一天，他们还会进行对歌、看戏等文娱活动，每个人都非常开心。他们用这种方式使辛苦劳作了一年的自己在身体和心灵上得到双重放松。2014年，壮族霜降节作为"农历二十四节气"的扩展项目，入选国家级非物质文化遗产代表性项目名录。壮族霜降节选择在农历霜降时节举办，既体现出中华民族春祈秋报的文化传统，也深深打上壮族稻作文化的烙印。

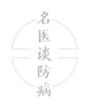

名医谈防病

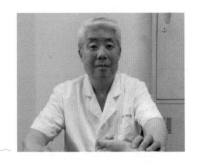

名医小传

### 张曾譻

　　1941年出生于天津，主任医师，教授，国家中医药管理局第三、四、五、六批老中医药专家学术经验继承工作指导老师，全国名老中医药专家传承工作室导师，天津市首批名中医，天津中医药大学内科学教授，天津市中医药学会首届呼吸病专业委员会名誉主任委员，天津市中医中西医结合专家咨询委员会委员，天津市药品评审专家，天津市医学会医疗事故鉴定专家。

　　张教授从医50多年来，始终坚持在临床第一线工作，擅长治疗甲状腺疾病、感染性呼吸道疾病和心脑血管疾病，在理论、治则和方药方面均有创新性突破；研发出6种高效院内制剂和30余种协定方，在临床上取得了明显的疗效；主编著作3部，获国家发明专利1项；主持完成省部级课题2项、市级课题4项，获天津市科技进步三等奖2项。

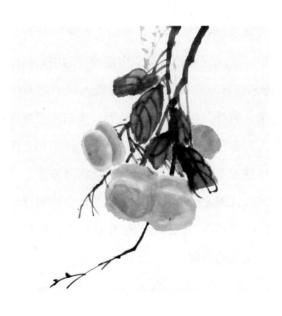

# 辨证分型　施防流感

"寒露不算冷，霜降变了天"，霜降节气含有天气渐冷、开始降霜的意思。古人将霜降物候描述为"豺乃祭兽，草木黄落，蛰虫咸俯"，意思是说霜降开始，豺狼等动物要为过冬储备食物；草木枯黄，落叶满地；准备冬眠的动物开始藏在洞中进入冬眠状态。霜降开始便是衰落、冰冻，大自然都处在一个向冬天过渡的阶段。霜降时节，秋末冬初，天气乍寒乍暖，是呼吸道疾病的多发季节，其中流感、鼻窦炎等更是处于发病高峰。

天津中医药大学内科学教授、天津市中医药研究院附属医院呼吸内科主任医师张曾譻教授，从事中医工作50余年，擅长治疗感染性呼吸道疾病、甲状腺疾病和心脑血管疾病。他指出，《医学入门》里说："无风频见日，寒暑顺天时。"天气晴暖无风之时，可沐浴阳光，以增强体质，预防疾病的发生，适应四季气候变化。同时，除了日常起居注意随时增减衣服，还要保证充足的睡眠和饮水、科学的体育锻炼。另外，还要清除自身的"细菌库"，如口腔炎、鼻窦炎、中耳炎等，这些部位有多种致病菌与人体长期共存，也就是内在的"潜伏敌人"，它们在随时等待时机兴风作浪。一旦人体因疲劳、感冒等外因致病，它们就会里应外合同时发病，出现并发症。然而免疫力的不同导致了人们在患病后病症特点、轻重程度以及预后情况的差异，如有的人得了感冒以后，只喝些白开水休息2~3天就可自愈，而有的人则很长时间不能痊愈。因此，如何提高免疫力，即抵抗疾病的能力，显得尤为重要。关于霜降时节多发的流感、鼻窦炎，以及情志抑郁可能引起的甲状腺疾病，张教授给出了以下指导和建议。

# 一、辨证与治疗

## （一）流行性感冒

### 疾病特点

流行性感冒的病原为甲、乙、丙三型流感病毒，每一型又包括许多亚型。大流行一般由甲型病毒及其亚型引起；乙型病毒可引起局部小流行及散发；丙型病毒只能造成散发病例，中医称之为"时行瘟疫"。此外，流感还可以引起许多并发症，导致死亡。流感的临床分型除普通型外，还有肺炎型、中毒型和胃肠型。其并发症有鼻窦炎、支气管炎、肺炎、心肌炎、心包炎等。其中，原发性肺炎是流感最严重的并发症，也是流感最主要的致命死因。

张曾譻教授指出，流感病毒的危害主要在发病初期，其危害目标是呼吸道纤毛上皮细胞。这种细胞的破坏具有不可逆性，一旦被破坏，只能等待新的细胞再生，这需要1~2周的时间。因此，及时治疗会有效减轻破坏程度，但切忌滥用抗生素，否则有害无益。流感疫苗有选择性的预防作用，只对某一种类型流感有效。中医中药对感冒与流感的防治，有其独特的优越性。张曾譻教授主张"辨证施防、分型论治"，主动筛查治疗呼吸道疾病，尤其是上呼吸道（口腔、鼻腔、鼻窦）疾病，消灭感染源，提高呼吸道的免疫力。

### 药物治疗

在治疗方面，根据中医辨证分型，可分为风寒和风热两大证型，以及寒包热型和挟湿型两个亚型。各证型临床表现及治疗用药如下。

**风寒型**：表现为恶寒多，发热少，头痛无汗，鼻流清涕，肢体疼痛，或兼有喉痒咳嗽，舌苔薄白，脉浮或浮紧。治疗宜辛温解表，方用清瘟解毒片、感冒软胶囊或荆防败毒汤加减。

**风热型**：表现为发热恶风，汗出不畅，咳呛喉燥，头胀口干，或咽喉红肿作痛，鼻干，便秘，痰稠黄，脉浮数。治疗宜辛凉解表，方用桑菊感冒片、银翘解毒片等。

**寒包热型**：表现为发热恶寒，无汗，肢体疼痛，鼻塞声重，口渴，咽痛，咳嗽气急，痰黄黏稠，心烦或小便赤，大便干，舌苔黄白相间，脉浮数或滑数。治疗宜疏风宣肺、散寒清热，方用通宣理肺片合防风通圣丸，或麻杏石甘汤加减。

**挟湿型**：表现为发热不扬，恶寒头重，肢体困倦，口淡胸闷，腹胀，大便或溏或泄，舌苔厚腻，脉濡。治疗宜疏风散湿，方用藿香正气水或软胶囊，或用藿朴夏苓汤加减。

上述各型的临床表现中，也夹杂着一些并发症的症状，如痰稠黄。痰黄稠黏可能来自鼻旁窦，由后鼻道下流至咽喉口腔而出，其实际上是鼻窦被感染后产生的脓性分泌物，要及时治疗，否则将成为诸多呼吸道疾病的祸根。

张曾譻教授指出，历代医家治疗外感的方剂众多，仅按治则分类就有辛温解表、辛凉解表、滋阴解表、助阳解表、理气解表、化饮解表、透疹解表等。今秋至明春，正是风寒感冒肆虐之时，宜选用清瘟解毒类的中成药。

## （二）鼻窦炎

### 疾病特点

鼻窦炎是一种常见的呼吸道疾病，其发病率仅次于感冒，中医学称之为"鼻渊"，又有"脑漏""脑渗""脑崩"之称。该病始见于《素问》，其曰："胆移热于脑则辛頞鼻渊，鼻渊者，浊涕不止也。"张曾譻教授认为，鼻乃清窍，为肺之门户，其呼吸之畅通、嗅觉之灵敏全赖清阳充养。肺开窍于鼻，表明了肺病必由口鼻而入，而鼻部为呼吸道的门户，故鼻部炎症（主要是鼻窦炎）多为呼吸系统的首发病症。鼻窦炎因病毒和细菌在鼻腔和鼻窦腔沉积，产生炎性分泌物，造成后鼻滴涕，即鼻涕从鼻后孔流入咽腔，并进一步吸入人气管而引起刺激性呛咳、咯痰，平卧或入睡时及清晨醒后尤为明显。鼻窦炎还可引起众多的并发症，如脑膜炎、中耳炎、齿龈炎、咽喉炎、扁桃体炎、心肌炎、气管炎、支气管扩张、哮喘、阻塞性睡眠呼吸暂停综合征等。运用中医药治疗鼻窦炎，可作为治疗感染性呼吸道疾病的切入点。

*药物治疗*

张教授认为，本病常因风热毒邪所致，临床以疏风通窍、清热解毒为主，自拟经验方"鼻咽1号"，该方由辛夷、蒲公英、苍耳子、金银花、藿香、薄荷、连翘、重楼、桔梗、白芷、鱼腥草、芦根、野菊花、桑白皮、甘草、蝉蜕组成，全方有清热涤痰、祛风通窍之效。其中辛夷、苍耳子发散风邪，通鼻窍；蒲公英、金银花、藿香等清热解毒，芳香通窍；白芷、薄荷上达头面，引诸药到病所。纵观全方，有解毒排脓、芳香开窍之功效，对预防和治疗鼻窦炎及鼻窦炎所引起的其他呼吸道疾病均有良效。

（三）甲状腺疾病

*疾病特点*

甲状腺疾病相当于中医学中的"瘿病"，是以颈前喉结两旁结块肿大为主要临床特征的一类疾病。西医学则指以甲状腺肿大为主要表现的疾病，如单纯性甲状腺肿、甲状腺腺瘤、甲状腺癌等均可归为瘿病。而有些非以肿大为特点的甲状腺疾病，则可归入中医内科之虚劳（甲状腺功能减退症）、心悸（甲状腺功能亢进症），或是中医目病（甲状腺功能亢进症之突眼）的范畴内，其共同特点是往往会导致甲状腺功能的异常。总结诸多医家之经验，瘿病的病因多以情志内伤，饮食、环境失宜及体质因素等为主，气滞、痰凝、血瘀为主要病机。

霜降时节，由于日照时间缩短，阳光强度降低，人脑底部的松果体受光照影响，分泌褪黑激素相对增多，极易产生不良情绪，诱发抑郁症，从而诱发或加重甲状腺疾病。

### 药物治疗

张教授基于"治病必求于本"的原则，以精明失养为病机核心，将精神因素作为重点，从脑入手，独创健脑为本的治疗大法，以改善脑疲劳，调节脑垂体功能，改善情志失调，从而达到恢复甲状腺功能的目的。在从脑论治的基础上，张教授针对不同类型的甲状腺疾病"因病制宜"，用药独具特色。在甲状腺功能亢进症及甲状腺腺瘤的治疗上，他采取健脑宁心、柔肝滋肾的治疗大法，以达到标本兼治的效果，自拟经验方"甲安液"，该方由茺蔚子、黄芪、枸杞子、苦参、白芍、玄参、生地黄、桂枝、牡蛎、谷精草、土贝母、山慈菇组成，突破软坚散结的治疗传统，从根本上改善脑疲劳，调节甲状腺功能；在甲状腺功能减退症的治疗上，他又根据其病程冗长、久病致虚致瘀的特点，创立健脑宁心、活血通络的治疗方法，自拟经验方"心脑康"，该方由黄芪、烫水蛭、丹参、赤芍、当归、川芎、茺蔚子组成，具有益气活血通络之功效，可明显缓解患者症状，改善脑部供血，从根本上提升甲状腺的功能。

## 二、饮食与起居

霜降属秋末时节，气候干燥，温度较低，易引起咽喉干燥、口舌少津、嘴唇干裂、鼻出血、便秘等症，此时五脏属肺，肺主一身之气，要防治干燥症状，关键在于养肺润燥。除了多喝水、多吃果蔬、避免辛辣食品刺激之外，一日三餐可视个人症状选择滋补肺阴、清除燥热的银耳、百合、银杏、枸杞、莲藕、莲子等入粥，以防止干燥的发生；亦可多吃些藕、白薯、山药、蜂蜜、大枣、芝麻、核桃等生津润燥、固肾补肺的食物。对于干燥症状明显者，则可通过进补药粥、药膏来达到润肺的目的，如麦门冬粥、川贝母蒸梨羹等，都可起到养阴润肺的功效。另外，霜降还要注重饮食有节，规律进食，忌食寒凉，避免摄入对胃肠黏膜刺激性大的食物和药物，可以预防和减少胃肠疾病的发生。

在起居方面，要注意及时增减衣服。尽管"秋冻"的目的是让身体"冻一冻"，增强身体的御寒能力，为适应寒冷的冬季做准备，但并不意味着所有人都适合"秋冻"，尤其霜降时节早晚温差较大，有的人身体的自我调节难以适应温差变化，尤其是患有心脑血管疾病者，盲目"秋冻"可能会增加患病的风险。因此霜降后要减少"秋冻"，随时增减衣物，尤其要注重下肢的保暖；外出时尽可能佩戴口罩，避免寒冷空气对呼吸道的刺激，减少细菌、病毒等感染的风险，从而降低免疫系统受到攻击的风险。

## 三、运动与情志

根据季节变化，此时要加强体育锻炼，增加抗病能力；运动后应及时补充水分，防止秋燥；霜降人体阳气正处在收敛内养阶段，故运动量不宜过大，以防出汗过多，阳气耗损。中老年人晨练时要戴手套、口罩，在气温突降的早晨可稍晚些出门，同时运动量要适宜，以微出汗即可，在运动前应注意做好准备活动，以免损伤关节。

除此之外，晚秋时节，草枯叶落，万物凋敝，萧条肃杀之景易使人们产生忧思。故此时应因势利导，宣泄积郁，开阔心胸，乐观豁达；要在保持生活规律的同时，适度参加一些有益身心的文娱活动，保持良好的情志。

霜降九月中坐功图

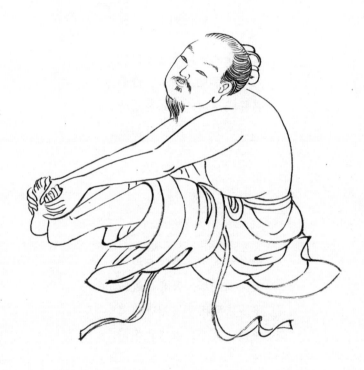

● 运：主阳明五气。

● 时：配足太阳膀胱寒水。

● 坐功：每日丑、寅时，平坐，舒两手，攀两足，随用足间力纵而
复收五七度，叩齿，吐纳咽液。

● 治病：风湿痹入腰脚，髀不可曲、腘结痛、腨裂痛、项背腰尻阴
股膝髀痛、脐反出、肌肉痿、下肿、便脓血、小腹胀痛、欲小便
不得、脏毒、筋寒、脚气、久痔、脱肛。

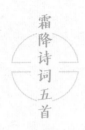
## 九日登李明府北楼

### （唐）刘长卿

九日登高望，苍苍远树低。

人烟湖草里，山翠县楼西。

霜降鸿声切，秋深客思迷。

无劳白衣酒，陶令自相携。

## 泊舟盱眙

### （唐）韦建

泊舟淮水次，霜降夕流清。

夜久潮侵岸，天寒月近城。

平沙依雁宿，候馆听鸡鸣。

乡国云霄外，谁堪羁旅情。

## 岁晚

### （唐）白居易

霜降水返壑，风落木归山。

冉冉岁将宴，物皆复本源。

何此南迁客，五年独未还。

命屯分已定，日久心弥安。

亦尝心与口，静念私自言。

去国固非乐，归乡未必欢。

何须自生苦，舍易求其难。

## 南乡子·重九涵辉楼呈徐君猷

（北宋）苏轼

霜降水痕收。浅碧鳞鳞露远洲。酒力渐消风力软，飕飕。破帽多情却恋头。
佳节若为酬。但把清尊断送秋。万事到头都是梦，休休。明日黄花蝶也愁。

## 季秋已寒节令颇正喜而有赋

（南宋）陆游

霜降今年已薄霜，菊花开亦及重阳。

四时气正无愆伏，比屋年丰有盖藏。

风色萧萧生麦陇，车声碌碌满鱼塘。

老夫亦与人同乐，醉倒何妨卧道傍。

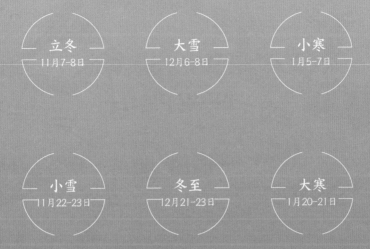

立冬
11月7-8日

大雪
12月6-8日

小寒
1月5-7日

小雪
11月22-23日

冬至
12月21-23日

大寒
1月20-21日

冬

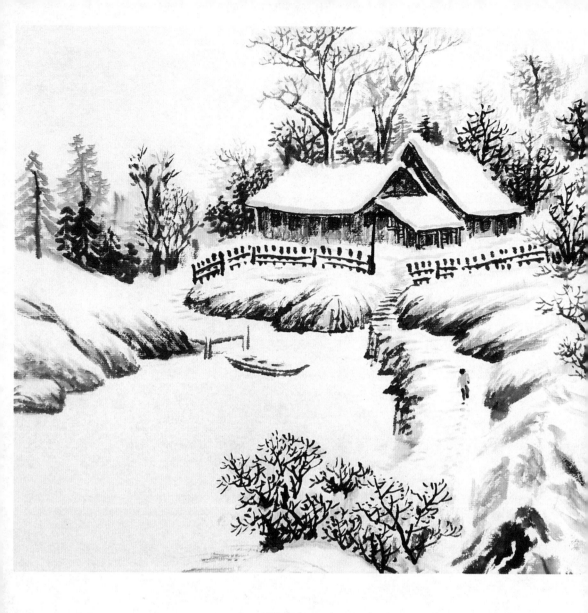

# 踏莎行

叶嘉莹

一世多艰，寸心如水。也曾局囿深杯里。
炎天流火劫烧余，藐姑初识真仙子。
谷内青松，苍然若此。历尽冰霜偏未死。
一朝鲲化欲鹏飞，天风吹动狂波起。

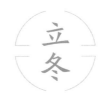

# 立冬

　　立冬是冬季的第一个节气，于公历11月7日至8日之间交节，是民间"四时八节"之一。在古代，我国一些地方会在立冬时节举行祭祀、饮宴等活动，作为重要的节日来庆贺。

　　在立冬这一天，古代的皇帝会有迎冬之礼，这一礼仪可追溯到先秦时期。如《吕氏春秋》中就有记载："是月也，以立冬。先立冬三日，太史谒之天子，曰：'某日立冬，盛德在水。'天子乃斋。立冬之日，天子亲率二公九卿大夫以迎冬于北郊。还，乃赏死事，恤孤寡。"

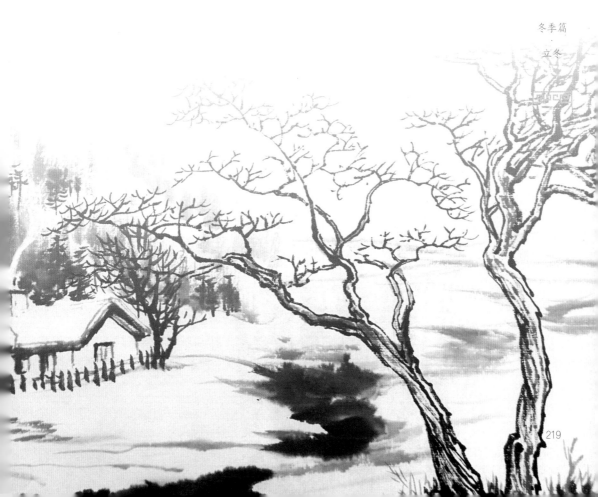

立冬也是重要的进补之日，古人有"入冬日补冬"的习俗。与秋季进补不同，冬季进补更侧重进食高热量的食物。如在福建地区，人们在立冬这一天要用四物汤、八珍汤等药材炖肉，一般用狗肉、羊肉，也有用猪排的。浙江地区有的地方把立冬称为"养冬"，也就是补养身体的意思。在广东的潮汕地区，立冬要吃甘蔗、炒香饭。甘蔗能成为"补冬"的食物之一，是因为民间素来有"立冬食蔗齿不痛"的说法，意思是立冬时的甘蔗已经成熟，吃了不上火，这个时候"食蔗"既可以保护牙齿，还可以起到滋补的功效。

　　在北方的很多地方，立冬还有吃饺子的习俗。一般认为，饺子是"交子"的谐音，故季节交汇之时、新旧岁交汇之时，往往都有吃饺子的习俗。而立冬的饺子更有其他寓意，因饺子的形状如耳，此时吃饺子也有"冬天不冻耳朵"的寓意。

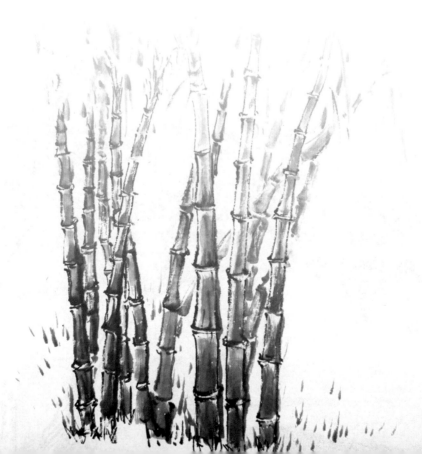

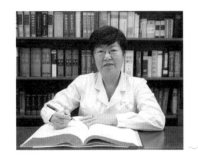

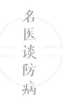
## 颜 红

主任医师，教授，硕士研究生导师，天津中医药大学第一附属医院神志病学科学术带头人，天津市卫生计划生育委员会"天津市中医药专家学术经验继承工作"导师，天津中医药大学首批"名医师带徒"导师，天津市名中医，天津市中青年名中医，第二届天津市人民满意的"好医生"；曾任中华中医药学会神志病分会副主任委员、世界中医药学会联合会中医心理学专业委员会常务理事、中国中西医结合学会心身医学专业委员会常务委员、中国睡眠研究会中医睡眠医学专业委员会常务委员、天津市医学会心身医学专业委员会副主任委员等社会职务；现任天津市心理卫生协会副理事长、天津市心理卫生协会心身医学专业委员会主任委员、天津市医学会心身医学分会顾问、天津市中西医结合学会精神医学专业委员会顾问、天津市医疗健康学会心身医学专业委员会顾问、天津市医学会精神病学分会副主任委员、天津市医疗健康学会健康教育与管理专业委员会副主任委员等。

颜教授从事医疗工作近40年，奠定了扎实的中医基础，积累了丰富的临床经验，在继承中医学的同时提出独特创新的学术思想；首次提出神志病病机为气郁神伤、虚实夹杂，以疏肝解郁、振奋阳气为治疗抑郁症大法，其学术思想在中医药治疗神志病领域里影响深远；并创立了神志病诊疗单元，制定了规范的"诊断-治疗-随访"流程，在临床得以应用；承担或参加国家级及省市级科研课题10余项；在国家级期刊及国内外学术会议上发表论文60余篇，并参与编写7部专著。

# 立冬需防心理疾病

立冬，是二十四节气中的第19个节气。立，建始也，表示冬季自此开始；冬者，终也，万物收藏也，表示动物藏身规避寒冷，经过秋收的人们也已将收获收藏入库了。冬，是寒冷季节，萧瑟、沉寂、灰暗应该是其主要表现。从立冬开始，天气一天比一天寒冷，光照时间逐渐减少，容易导致情志的抑郁。

近年来，抑郁患者的人数在不断地增长，不管是年轻人还是老年人，都有可能发生抑郁症。世界卫生组织、世界银行和哈佛大学的一项联合研究表明，抑郁症已经成为中国疾病负担的第二大疾病。天津中医药大学第一附属医院心身科主任颜红教授指出，中国单纯抑郁症的发病率已达5%。一般来说，抑郁情绪是人们遇到精神压力、生活挫折、痛苦境遇或生老病死等负面生活事件自然产生的情绪变化，我们把这一组情绪统称为"不开心"。

人的抑郁情绪通常是短期性的，可以通过自我调适来缓解，如果抑郁情绪长期得不到缓解，则可能进一步发展成为抑郁状态，甚至是抑郁症。抑郁症的发病可能与性别、年龄、种族、婚姻状况、人格特征、生活事件、应激反应、家族遗传等多方面因素相关，任何人都有可能患上抑郁症。

颜红教授指出，当前临床上中老年人患抑郁症的情况有所增加，有的中老年人因为退休离开工作岗位而抑郁；有的则因为孙子上学离开身边而抑郁；有的因为爱宠过世而抑郁。由此不难看出，诱发抑郁的情形多种多样，因此预防和识别抑郁症显得尤为重要。而现在"70后""80后""90后"的中青年人，同样也是抑郁症的易发人群。颜红教授认为，这可能与从小的生活经历有关。现在的多数年轻人，从小生活条件比较好，家长把所有的精力和希望都放在孩子身上，这样可能导致现在的中青年人心理承受能力下降。

很多抑郁症患者一开始并不知道自己得的是抑郁症，就诊时通常都是告诉大夫睡觉不好，或即使睡着了也容易早醒，醒来后没有精神。也有许多患者常因胸闷、心悸首先就诊于心血管科，或因头痛至神经内科就诊，或因胃痛胃胀反复就诊于消化科，但治疗都见不到效果，于是才到心身科就诊。当最终确诊为抑郁症时，他们常会疑惑："我是真的得了抑郁症吗？"

一个人一生当中都会有抑郁和焦虑的体验，但是很多时候可能都是一些抑郁状态或者抑郁情绪，可以通过慢慢调整改善。如果这种状态严重到一定程度，时间持续两周以上，并且影响到社会功能了，那就可以认定为是抑郁症了，需要医疗干预。

颜红教授特别提醒，立冬时节要注意防止冬季的季节性抑郁。进入冬季后，天气日渐寒冷，使肌体的新陈代谢和生理功能处于抑制和降低状态，血液循环变慢，脑部供血不足，自主神经功能发生紊乱，从而引发季节性情感失调症，即"冬季抑郁症"。"冬季抑郁症"是因天气的变化而产生的一种忧郁症效应，常见于中年女性和中老年男性，尤以性格内向者居多，发病时患者可表现为每天心情不佳，对生活和工作丧失积极性，重度患者甚至会丧失社交、工作和生活能力，乃至于产生自杀倾向。现在这种季节性情感障碍的人越来越多，尤其容易出现在脑力劳动者和较少参与运动的人群。

此外，判断一个人是否处于抑郁状态，经常早醒往往是一个很重要的提示性症状。早醒最为常见的表现是在凌晨2点到4点醒来，醒后就再也睡不着。有早醒体验的人都有相似的感受，即在睡着一段时间后就莫名其妙地突然醒来，显得很清醒，想再入睡却没有睡意，随后便是浮想联翩，有的是回忆，有的是推测，有的是围绕某个内容反复思考，越想心越烦躁，然后苦苦地等天亮，几乎天天如此，搞得精疲力竭。

早醒的人睡眠时间肯定不足，次日就会感到疲乏混沌、心烦意乱、注意力不集中、办事效率低等。长期早醒的人还会出现躯体方面的不适，如心悸、胸闷、腰酸、腹胀、纳差等。由此便构成了"睡不好，吃不香，做不动"的恶性循环，对人的身心健康带来严重的影响。

早醒既是睡眠障碍的一种表现，又可以是抑郁的一种伴随症状。如果经常反复出现早醒，同时又有情绪低落、精神不振、兴趣下降、空虚无聊、悲观消沉、注意力涣散、犹豫不决、激情消失、容易激怒等症状，就应考虑可能已进入了抑郁状态或是已患上抑郁症了，需要到医院请医生进一步诊治。颜红教授表示，早醒是身心健康的大问题，是抑郁的一个信号，切莫掉以轻心，失去治疗的最佳时机。

对于如何预防抑郁症的产生，颜教授指出，抑郁症发病的因素有很多，其中最主要的因素就是遗传因素和心理脆弱的易感性，再加上外界的刺激，而抑郁症的恢复除了临床症状的消失，还有重要的一点，就是社会功能的恢复。从社会因素方面来说，各种压力与不良风气都是无法避免的，人和人之间特别诚恳、坦诚的交流也越来越少，虽然我们改变不了社会，但是必须要有一个良好的社会适应能力，这需要靠自己慢慢培养、锻炼。

颜红教授在临床工作中努力向患者灌输"恢复社会功能"这个理念，患者只有走出家门做一个社会人，才能说他彻底恢复健康了。她经常鼓励患者在治疗过程当中要走出去面对社会，因为只有伴随着社会功能的恢复，才能在临床症状消失之后，用最自信、最良好的状态融入到社会中，迎接最灿烂的未来。

目前治疗抑郁症最方便快捷的方法是药物治疗。抗抑郁药物主要通过改变脑内神经递质的浓度而产生作用。需要注意的是，使用抗抑郁药物，一定要有医生的指导，不能自己随意吃，吃了之后也不要随便减量或自行停药，以免影响治疗效果。针对抑郁症患者，也可以配合心理治疗，以改善患者的不良认知。但同等条件下，药物治疗仍然是首选。此外，中医对于治疗轻中度抑郁症经临床证实有不错的疗效，对于中重度抑郁症联合西药治疗更可以达到减负增效的作用，增强治疗依从性，缓解症状，改善生活质量。

抑郁在中医学中属于神志病，颜教授提出，神志病病位在肝，涉及脑、胆、心、脾、肾、肺等多个脏腑，以气机郁滞为始，脏腑虚损为本；病证初起多实，久则由实致虚，由气及血，导致虚实夹杂，或为虚损之候。其病机可归纳为气郁神伤，虚实夹杂。临床治疗神志病时，颜红教授根据"气郁神伤"理论，重用理气安神兼以活血化痰之法，行气活血化痰使气、血、痰蕴结得散，以调五脏气机，从而五脏平和，神有所藏及所泄，神机得化，病症得治。中医学在治疗上历来防重于治，最讲究"未病先防"，那么在立冬节气，我们又可以通过哪些手段来预防抑郁症的发生呢？

## 一、调节不良情绪

《黄帝内经》曰"百病皆生于气也。"大多数疾病的产生都是与心情有关的，生气、忧愁、悲伤、嫉妒、愤怒等不良情绪如果长期得不到排解，会影响人体气机的运行，影响脏腑功能。生活不是一帆风顺的，每个人总会遇到各种各样的烦恼，以平常心待人待事、减少情志刺激、保持乐观向上的心情是维护心理健康的一剂良药。平时我们还可以通过倾诉宣泄不快减轻压力，给自己积极的自我暗示等，改善和优化情绪。此外，还可以看心理医生，进行心理疏导。

## 二、改善生活方式

很多中老年人习惯没有自我地生活，他们退休之前一味地忙工作，退休之后只顾照看孙子，并把这些事情当作精神寄托，一旦没有工作可忙、孙子上学离家，空虚感一下就侵袭了他们的生活，很容易发生抑郁。因此中老年人应该建立属于自己的生活、朋友圈，培养力所能及的兴趣爱好，如年轻时候爱好画画，现在可以到老年大学专门进修；年轻时候没有时间旅游，现在可以约上好友游览祖国大好河山等。

## 三、培养良好性格

临床中常发现，多愁善感、敏感多疑、完美主义、仔细较真等性格的人，更容易患抑郁症。因此培养良好的性格，从源头上减少发病因素，也是预防抑郁症发生的方式之一。

## 四、适当增加运动

多做有氧运动、在日光下活动、调整饮食结构等可以让人提升情绪、饱满精神。通过体育锻炼能调整机体的自主神经功能，减轻紧张、激怒、焦虑、抑郁等状态，而且适当运动能提高大脑内啡肽的浓度，让人保持饱满的精神状态。据联合国卫生组织介绍，在空气新鲜、阳光充足的地方散步，对防治冬季抑郁症有很好的疗效。另外，瑜伽、慢跑、太极拳、普拉提、健身等都有助于缓解和治疗冬季抑郁症；多参加集体活动和团队活动，能使参与者变得活泼、开朗、合群。颜教授建议每周至少参加一次集体运动，每次持续时间约30分钟。

## 五、多晒日光浴，延长光照

诱发冬季抑郁症的根源在于人的大脑深处有个叫作松果体的腺体，它能分泌出一种褪黑激素，这种激素对人体的生物钟和睡眠节律以及神经系统都有影响，能使人精神消沉、昏昏欲睡、思维迟钝。人体中的松果腺体对太阳光非常敏感，当阳光照射时，松果腺体受到阳光的抑制，分泌出的褪黑激素少；反之，当阳光强度降低，松果腺体兴奋，则分泌出的褪黑激素增多。因此，建议冬季抑郁症患者应尽可能多到户外晒太阳，进行户外活动；睡觉前2~3小时可将室内的灯打开，使亮度接近白天自然光。

## 六、饮食调护

冬季气候寒冷，对寒冷较敏感的人除了均衡摄入维生素，饮食方面还要多吃热量高、有健脑活血功效的食物，如羊肉、牛肉、乳类、鱼类，并适当饮用一些茶水等饮料。在情绪低落时，可以吃些巧克力，饮些绿茶、咖啡，有兴奋神经、改善心境的作用。如果通过调整饮食仍不能改善症状，则应在医生指导下选择药物治疗。

颜红教授表示，约37.1%的抑郁症患者会因各种躯体不适首诊于综合医院的内科或其他科，也就是说有些人一开始察觉不到自己已患上了抑郁症，这是由于其认识不足或不愿承认、不愿面对自己患有精神心理疾病的事实。然而，其实抑郁症并不可怕，它仅仅是一种疾病，只要正确治疗，患者完全可以恢复到理想、正常的生活状态。

延伸阅读

立冬十月节坐功图 ——————————————————

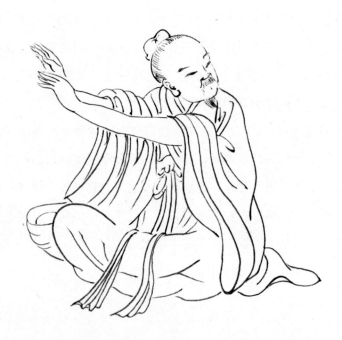

◉ 运：主阳明五气。

◉ 时：配足厥阴肝风木。

◉ 坐功：每日丑、寅时，正坐，一手按膝，一手拉肘，左右顾，两
　　　手左右托三五度，吐纳，叩齿咽液。

◉ 治病：胸胁积滞，虚劳邪毒，腰痛不可俯仰、嗌干、面尘脱色、
　　　胸满呕逆、飧泄①、头痛、耳无闻、颊肿、肝逆面青、目赤肿痛、
　　　两胁下痛引小腹、四肢满闷、眩冒、目瞳痛。

———————

① 飧泄（sūn xiè）：中医病名，指大便泄泻清稀，并有不消化的食物残渣（完谷不化）。
　多因肝郁脾虚，清气不升所致。

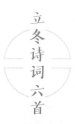

立冬诗词六首

# 初冬

（唐）杜甫

垂老戎衣窄，归休寒色深。
渔舟上急水，猎火著高林。
日有习池醉，愁来梁甫吟。
干戈未偃息，出处遂何心。

# 初冬夜饮

（唐）杜牧

淮阳多病偶求欢，客袖侵霜与烛盘。
砌下梨花一堆雪，明年谁此凭阑干。

# 立冬夜舟中作

（南宋）范成大

人逐年华老，寒随雨意增。
山头望樵火，水底见渔灯。
浪影生千叠，沙痕没几棱。
峨眉欲还观，须待到晨兴。

冬季篇
·
立冬

# 浣溪沙·初冬

（南宋）赵长卿

风卷霜林叶叶飞。雁横寒影一行低。淡烟衰草不胜诗。

白酒已篘浮蚁熟，黄鸡未老藁头肥。问侬不醉待何时。

# 立冬

（明）王稚登

秋风吹尽旧庭柯，黄叶丹枫客里过。

一点禅灯半轮月，今宵寒较昨宵多。

# 五律·立冬

张伯礼

立冬物候封，草木尽凋零。

蛰虫伏密藏，溯风劲啸鸣。

时令宜温补，精气自摄重。

早睡晚适起，春来正气盛。

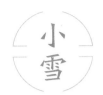

小雪是二十四节气中的第20个节气，时间在每年公历11月22日至23日，即太阳到达黄经240°时。小雪是反映气候特征的节气，节气的小雪与天气的小雪无必然联系，是寒潮和强冷空气活动频数较高的节气。

民间有"冬腊风腌，蓄以御冬"的习俗。小雪后气温急剧下降，天气变得干燥，是加工腊肉的好时候。小雪节气后，一些农家开始动手做香肠、腊肉，把多余的肉类用传统方法储存起来，等到春节时正好享受美食。

在北方，小雪时节有吃涮羊肉的传统。羊肉温补，适宜冬季进补，一家人围着火锅其乐融融。小雪前后，土家族等西南少数民族便开始了一年一度的"杀年猪，迎新年"民俗活动，给寒冷的冬天增添了热烈的气氛。

农谚道："小雪雪满天，来年必丰年。"这里有三层意思，一是小雪落雪，来年雨水均匀，无大旱涝；二是下雪可冻死一些病菌和害虫，来年可减轻病虫害的发生；三是积雪有保暖作用，利于分解土壤中的有机物，增强土壤肥力。这正是俗话说的"瑞雪兆丰年"。

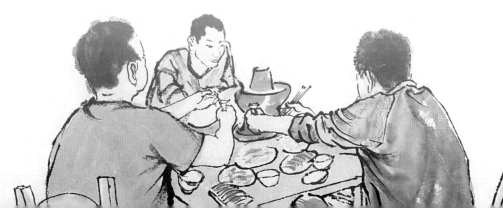

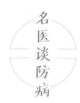

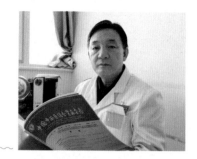

名医谈防病

名医小传

## 杨洪涛

　　教授，主任医师，医学博士，博士研究生导师，博士后合作导师，全国名老中医药专家学术经验继承工作指导老师，全国优秀中医临床人才，天津市名中医，天津市"五一劳动奖章"获得者，天津中医药大学第一附属医院肾病科主任；现任国家中医药管理局中医药重点学科中医内科学——中医肾病学、重点专科建设项目——中医肾病专科负责人，国家中医药管理局三级实验室——肾脏组织生物学重点实验室主任，黄文政名医传承工作室主任，曹式丽名医传承工作室主任；兼任中华中医药学会肾病分会主任委员，中国中西医结合学会肾脏疾病专业委员会副主任委员，世界中医药学会联合会肾脏病专业委员会副会长，中国民族医药学会肾病专业委员会常务副会长，中国中医药研究促进会肾病分会常务副会长，中国中药协会肾病中药发展研究专业委员会副主任委员，天津市中西医结合学会肾脏疾病专业委员会主任委员，天津中医药学会肾病专业委员会副主任委员，天津市医学会肾脏病学分会副主任委员，天津市医师协会肾脏内科医师分会副会长，《中国中西医结合肾病杂志》副总编辑。

　　杨教授从事中医及中西医结合防治肾脏病临床、科研、教学工作30余年，师从国医大师张琪、邹燕勤、张大宁，全国名中医黄文政等多位中医名家；以肾脏疾病为主要研究方向，在中西医结合治疗慢性肾脏病的临床与基础研究，尤其在中医药延缓肾小球硬化及抗间质纤维化的研究，中药提高腹透患者生存质量及延缓腹膜纤维化的研究等方面具有独到认识和丰富经验；主持和参与科研课题近20项，主持国家自然基金课题5项、国家重点研发计划项目1项、国家中医药管理局中医药行业专项课题1项；获得中国中西医结合学会科学技术二等奖1项、三等奖1项，中华中医药学会科学技术二等奖1项、三等奖3项，以及其他奖项若干；发表学术论文200余篇，其中SCI收录论文9篇；培养博士、硕士研究生100余名。

# 小雪节气 养肾防寒

小雪节气时，虽已进入冬季，但气候尚未进入严寒，降雪量也不大，正所谓"小雪时气寒而将雪矣，地寒未甚而雪未大"，故名为小雪。小雪节气后，中国大部分地区常出现西北风，气温持续下降，相比于立冬标志着冬天的来临，小雪时的气候特点则是全国大部分地区的气温逐渐下降到0℃以下，从北到南逐渐呈现出初冬的景象。小雪有三侯：一侯虹藏不见，二侯天气上升，三侯闭塞成冬。就是说在小雪节气时天气上升，地气下降，阴阳之气失交，故彩虹藏而不见，万物失去生机，天地闭藏而转入寒冷的冬天。小雪节气前后这段时间，天气常是阴冷晦暗的。从中医角度来讲，此时体内循环正处于阴盛阳衰的阶段。

小雪时节容易诱发或者加重慢性肾脏病。因为冬季寒冷，容易感冒，血压容易波动，都会加重对肾脏的损伤；皮肤毛孔收缩，不利于毒素排出，造成肾脏负担加重，容易诱发肾炎、水肿等疾病。很多慢性肾脏患者在冬季肾功能会大幅度下降；还有很多患者在冬季"不知不觉"中进入了尿毒症透析阶段。由此可见，小雪节气是慢性肾脏病患者病情加重和发生并发症较多的季节。

慢性肾脏病如慢性肾小球肾炎、肾病综合征、慢性肾盂肾炎、慢性肾功能不全等疾病是临床上的常见病、多发病，被称为"沉默的杀手"，通常还伴发心血管疾病，严重威胁人们的健康。全国老中医药专家学术经验继承工作指导教师、天津中医药大学第一附属医院肾病科主任杨洪涛对于小雪时节肾病的防治进行了介绍。

杨洪涛教授指出，对于慢性肾脏病患者来说，小雪节气的养生重点在于养肾防寒，主要包括以下4个方面。

# 一、顺应四时，谨慎起居

小雪时节养生，应遵循《黄帝内经》"早卧晚起，必待日光"的原则，保证充足睡眠，顺应日出日落的变化。早睡有利于滋养固护阴精以敛阳，为阳气的化生奠定物质基础；待日出时起床则可躲避严寒，使阳气在日光的助益下升发，但并不是要"日上三竿"才起，否则阳气不得升发，会越睡越累。这样有助于养精蓄锐，使人体达到阴平阳秘，为来年春天生机勃发做好准备。

慢性肾脏病患者的生理功能衰退，抗病能力低下，更应"天人相应，顺应自然，因时制宜"。由于人体阳气闭藏后，新陈代谢相应较低，所以要依靠生命的原动力——肾来发挥作用，以保证生命活动适应自然界的变化。自然界中的风、寒、暑、湿、燥、火，中医称之为六气。六气之中，寒为冬令主气，寒为水气而通于肾，与肾水相应。中医学认为，肾为先天之本，人体的能量和热量均来源于肾，它可以调节机体以抵抗严寒，故在冬天要注重养藏阳气，保护肾脏。冬季的气候特点是寒冷，由于气温骤降，若防寒保温不够，人体亦易感受寒邪而为病，故寒病多发于冬季。因此，冬季养生应注重养肾防寒，在调养方面，宜以温补为主。寒为阴邪，具有收引凝滞的致病特点，容易损伤体内的阳气，尤其是耗伤肾的阳气，可导致腰膝冷痛、易感风寒、夜尿频多、阳痿遗精等疾病；肾阳气虚又伤及肾阴，肾阴不足则咽干口燥、头晕耳鸣等症状随之而生。

冬季养肾重在防寒，尤其注重双脚的保暖。因为脚离心脏最远，血液供应少且慢，所以脚部的皮肤温度最低。中医学认为，足部受寒，势必影响内脏，可导致腹泻、月经不调、阳痿、腰腿痛等病症，可以温热水泡脚、按摩和刺激双脚的穴位，促进身体血液循环。

另外，感冒可以显著加重肾脏的损伤。小雪之时气温降低，寒冷可导致呼吸道功能降低，引起感冒、肺炎等疾病。感冒、肺炎时，病毒侵入人体，体内的免疫系统产生抗体形成免疫复合物，这些免疫复合物在消灭病毒的同时可以随血液运行到肾脏，沉积到肾组织，导致炎性细胞浸润诱发炎症反应，进而引起肾炎。因此慢性肾脏病患者一定要适时增减衣物，以温暖不出汗为好，避免一冷一热容易诱发感冒。

## 二、科学饮食，适度调补

小雪时节，饮食宜"进补"。我国民间素有"冬季进补，开春打虎"的俗语，说明了冬季进补的重要意义。冬季是匿藏精气的时节，由于气候寒冷，人体的生理功能处于低谷，趋于封藏沉静状态，人体的阳气内藏，阴精固守，是机体能量的蓄积阶段，也是人体对能量营养需求较高的阶段。进补应顺应自然，以滋补为主，补法主要有食补和药补两种。慢性肾脏病的饮食宜以清淡、品种丰富、富含维生素、低脂肪、优质蛋白为原则。慢性肾脏病患者很容易在寒冷季节摄入过多蛋白质而导致肾病加重，恶心、呕吐、贫血、血压升高、浮肿、腰酸痛等症状有可能都是肾脏病的征兆，因此，慢性肾脏病患者要注意控制高蛋白、高脂肪的摄入，尤其肾功能不好的人更应注意。对于素体虚寒、阳气不足者，可适当进食羊肉、鸡肉、虾仁、桂圆、大枣等温性食物，也可以吃一些补肾的食物，如山药、核桃、黑木耳、黑芝麻等。一些身体虚弱的人在食补的同时，也可以用补肾的药物进补，宜选择紫河车、蛤蚧、杜仲、人参、黄芪、阿胶、冬虫夏草、枸杞子等中药，也可和肉类一起做成药膳食用，或将以上中药浸泡成药酒，以滋补肾精，温通血脉，促进血液运行，帮助人体抵御寒气。

但要注意不可进补太过。小雪时节北方大部分地区都已经开始室内供暖，外面寒冷，人们穿得严实，体内的热气散发不出去，若此时进补太过，则容易生"内火"，也就是人们常说的容易上火，出现口腔溃疡，甚至脸上的痤疮增多，并且此时的室外寒冷干燥，很多人会感到口鼻干燥，除了适当增加室内的湿度、多饮水，还可以适量喝白菜豆腐汤、菠菜豆腐汤、羊肉白萝卜汤等热汤，既暖和又能滋补津液。

## 三、运动锻炼，加强保健

民谚有云："冬天动一动，少闹一场病；冬天懒一懒，多喝药一碗。"小雪节气时，慢性肾脏病患者应持之以恒地进行适度户外运动，从而增强体质，提高免疫力和抗寒能力。人体受到适当的寒冷刺激，可使心脏跳动加快，呼吸加深，新陈代谢加强，产生的热量增加，故中医有"动则生阳"的说法。由于小雪时节室内外温差较大，在户外运动时要注意在运动前应做好充分的"热身"运动，在运动过程中逐渐增加运动强度和幅度，循序渐进；个人可根据自身情况选择步行、慢跑、拳剑、气功、健身操、羽毛球等一些缓和的运动项目，尤其是肾病患者，在选择运动方式时要极为谨慎，避免过度疲劳；运动时间不宜太早，应选在每天的9点以后，避开大风、大雾、雾霾天气，否则也会对健康不利；运动不宜剧烈，当以身体微热不出大汗为度，人体在剧烈运动时皮肤开泄、汗出过多，易耗气伤阳，同时过度汗出也会耗伤阴液，伤及肾阴，进而加重肾病。

## 四、调养情志，心态健康

小雪时节，天气阴冷晦暗，光照较少，草木凋零，冷风萧瑟，此时受外界环境的影响，人的情绪易处于低落状态，容易引发或加重抑郁、焦虑等情志类疾病，故此时应注重精神调养。此时的精神调养应着眼于"藏"，即要保持精神安静，防止发生季节性情感失调症。情绪低落时，可以多晒太阳，以振发体内的阳气，起到温通经脉的作用；也可以多听音乐，特别是轻音乐，它能够缓解人的紧张情绪，帮助抑制人的情绪波动；还可以多参与社交娱乐活动。同时，要适当加强体育锻炼，运动可以调节气息，静心宁神，畅达经络，疏通气血。气血通畅，方能情志畅达，避免紧张、易怒、抑郁等情绪的发生。

杨洪涛教授认为，肾病患者的自我调节、保持乐观情绪非常重要，有利于疾病康复。虽然慢性肾脏病常常需要终身治疗，病情也会有反复，患者因而易有焦虑、内疚、沮丧等心理状态，甚至有时会影响病情及治疗的效果，但是只要调整好心态，并合理用药，是完全可以把病情控制好的，慢性肾脏病并不像想象中那么可怕。

防病提醒

　　对于慢性肾脏病患者而言，除了针对肾病本身的治疗外，对于各种危险因素的积极预防是慢性肾脏病需要贯彻的一个基本原则。小雪节气，天气寒冷而干燥，使得皮肤黏膜的防卫能力下降，易为外邪侵入，故此时的慢性肾脏病患者要注意防止各种感染性疾病的发生，如伤风感冒、气管炎、结膜炎等疾病。天气的寒冷还会加剧对心脑血管的刺激，使血管收缩加剧，易导致血压升高、毛细血管供应营养和排出代谢产物的功能下降，进而成为肾脏疾病的诱发或加重因素。尤其是对于已经出现并发症的慢性肾脏病患者，自小雪时节开始就应提高警惕，主动增加监测自身血压的频率、关注身体的变化，出现水肿或水肿加重时要及时就医，规律服药，尽量减少油腻食物的摄入、戒烟限酒、适度运动。

基于小雪时节寒冷干燥的气候，人体阳气内伏，以及肾病患者肾气失养、气血易亏的特点，杨洪涛教授推荐了两款适合此时的养生药膳粥，以起到温中散寒、补肾益气养血的作用，从而提高人体的正气，增强防御病邪的能力。

当归生姜
羊肉汤

原料：当归10克，生姜15克，羊后腿肉200克，黄酒适量。

制法：当归用清水浸软后备用；生姜切片备用；羊肉洗净后沸水焯10分钟左右，捞出后洗净切片备用；在砂锅中放少许油，将切好的生姜煸出香味，再倒入黄酒，放入当归、羊肉炒拌均匀后，倒入适量清水；用大火烧开后撇去浮沫，改换文火炖至羊肉熟烂；最后，依据个人口味放入食盐、香菜、胡椒粉后即可。

功效：温中祛寒，暖肾补血。

芝麻
核桃粥

原料：黑芝麻50克，核桃仁30克，红枣10枚，小米50克，黑米50克，红糖适量。

制法：将黑芝麻炒熟后碾成粉末状，再与核桃仁、去核的干枣、小米、黑米等一起放入盛好水的砂锅中熬粥，再依据个人口味调入红糖即可食用。

功效：补肝肾，益精血，润肠燥。

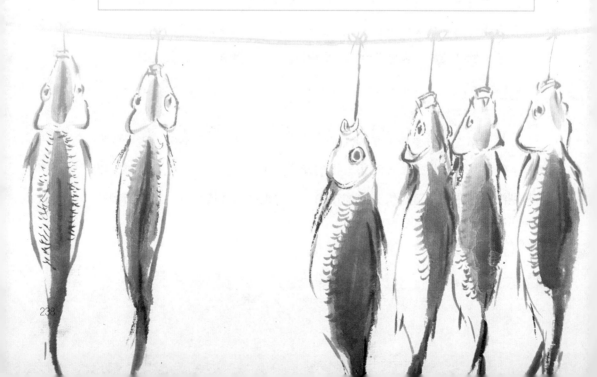

小雪十月中坐功图

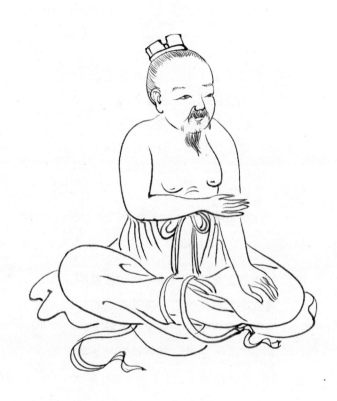

◉ 运：主太阳终气。

◉ 时：配足厥阴肝风木。

◉ 坐功：每日丑、寅时，正坐，一手按膝，一手挽肘，左右争力各三五度，吐纳，叩齿咽液。

◉ 治病：脱肘风湿热毒、妇人小腹肿、丈夫溃疝狐疝、遗溺、闭癃、血睾、肿睾、疝、足逆寒、脐善瘲、节时肿、转筋阴缩、两筋挛、洞泄、血在胁下、喘、善恐、胸中喘、五淋。

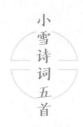

## 雪天

（唐）元稹

故乡千里梦，往事万重悲。
小雪沉阴夜，闲窗老病时。
独闻归去雁，偏咏别来诗。
惭愧红妆女，频惊两鬓丝。

## 和萧郎中小雪日作

（五代）徐铉

征西府里日西斜，独试新炉自煮茶。
篱菊尽来低覆水，塞鸿飞去远连霞。
寂寥小雪闲中过，斑驳轻霜鬓上加。
算得流年无奈处，莫将诗句祝苍华。

## 小雪日观残菊有感

（元）方回

欲雪寻梅树，余霜殢菊枝。
每嫌开较晚，不道谢还迟。
早惯饥寒困，频禁盗贼危。
少陵情味在，时讽浣花诗。

## 采桑子·塞上咏雪花

（清）纳兰性德

非关癖爱轻模样，冷处偏佳。别有根芽。不是人间富贵花。
谢娘别后谁能惜，飘泊天涯。寒月悲笳。万里西风瀚海沙。

## 浣溪沙

（清）史承谦

一桁帘垂小阁前。虚廊寂寂断茶烟。雪天憔悴掩双蝉。
浅贮暖波温玉蕊，倦扶香袖拂冰弦。都将愁思入寒边。

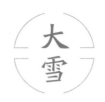

大雪

在古代，大雪分为三候：一候鹖鴠不鸣；二候虎始交；三候荔挺出。鹖鴠，即寒号鸟，意思是大雪时寒号鸟不再鸣叫了。由于此时是阴气最盛时期，正所谓盛极而衰，阳气开始有所萌动，所以老虎开始有求偶行为。"荔挺"为兰草的一种，它也感到阳气的萌动而抽出了新芽。

小雪封地，大雪封河，到了大雪节气，河里的冰冻住了，人们尽情地滑冰嬉戏，欣赏封河风光。清朝乾隆帝和慈禧太后，冬天经常在北海漪澜堂观赏冰戏。乾隆帝亦有《御制太液池冰嬉诗集》《御制冰嬉赋》等与冰戏有关的作品。

"小雪腌菜，大雪腌肉""未曾过年，先肥屋檐"说的就是大雪节气的风俗，即腌肉。大雪节气一到，家家户户都忙着腌制"咸货"，无论是家禽，还是鱼肉，人们用传统方法加工成香气袭人的美食，以迎接即将到来的新年。大雪腌肉的习俗由来已久，这和鞭炮的来历一样，跟"年"有关。"年"是长着尖角的凶猛怪兽，每到除夕都会出来伤人。人们为了躲避伤害，每到年底就足不出户，将肉食品腌制存放，新鲜蔬菜则用风干的方法保存起来。

"冬天进补，开春打虎。"自古就有大雪进补的习俗，这样能提高人体免疫力，促进新陈代谢，使畏寒现象得到改善。大雪节气，人们延续着古老的民俗，使严寒的冬天有了丰富的趣味和色彩。

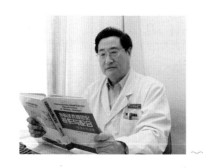

## 张庚扬

1945年5月出生，教授，主任医师，博士研究生导师，天津市名中医，全国第三批老中医继承指导老师，曾任外科主任、外科教研室主任，1980年在天津中医学院（现天津中医药大学）天津市第六期西医学习中医研究班学习两年，担任中国高等教育学会临床教育研究会外科分会理事，中国中医学会外科分会常委，中国中西医结合学会疡科分会委员，中国中西医结合普通外科专业委员会委员，《中国中西医结合外科杂志》常务编委，天津市中医学会外科分会名誉主任委员，天津市中国中西医结合学会疡科分会副主任委员，天津市中国中西医结合学会大肠肛门病专业委员会副主任委员，天津市中国中西医结合学会临床营养治疗专业委员会副主任委员。

张庚扬教授热爱中医事业，能够做到全心全意地为患者服务，曾多次被评为医院先进工作者、优秀党员。他长期致力于中医外科及中西医结合外科临床、科研、教学工作，尤擅长疮疡疾病、糖尿病足坏疽、周围血管疾病、乳房疾病等的治疗，主持国家自然基金课题2项，获天津市科技进步奖4项，主编医学专著《中西医结合疡科学》《临床中医证治手册》《外科临床实习指南》《糖尿病足防治》等4部，副主编《中国针灸奇术》《中国中医康复全书》等2部，另参编论著4部，发表论文30余篇。

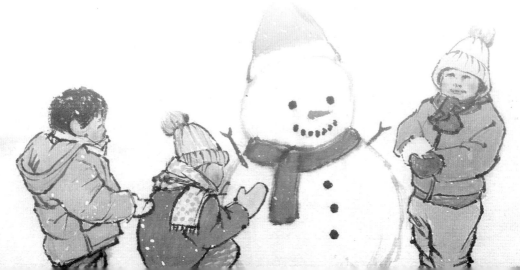

# 通脉防寒 爱足有道

二十四节气中的大雪来临之时，太阳到达黄经255°。大雪意味着已经进入冬天最冷的时候，可谓冰冷入骨，更应该注意保暖。张孜在《雪诗》中这样写道："长安大雪天，鸟雀难相觅……岂止饥寒人，手脚生皲劈。"其深刻描绘了大雪时节的天气寒冷，使人手脚皲裂的场景。虽然现代已经较少出现因为寒冷导致的手足部冻伤等病，但寒冷的冬天仍是众多周围血管疾病的高发季节。天津中医药大学第一附属医院疮疡及周围血管病科张庚扬教授认为，大雪时节养生应以"通脉防寒"的原则防治糖尿病足。

糖尿病足是糖尿病最常见的特异性慢性并发症之一，也是糖尿病患者致残、致死的重要原因。糖尿病足多伴有一定下肢神经或（和）血管病变，其早期临床表现多为下肢麻木、刺痛等感觉异常，继而出现足溃疡、坏疽甚至合并感染等现象。

糖尿病患者的血管长时间被高血糖刺激，进而可出现弹性降低、管壁变厚、管壁硬化的情况，导致血管闭塞。人的双足与心脏的距离比较远，血液循环比较差，糖尿病患者的双足更容易产生血管闭塞。一旦患者双足出现血管闭塞，便会发生溃疡、坏死、合并感染等，形成糖尿病足。另外，糖尿病患者血糖较高，双足出现破溃后更易出现细菌感染，进而导致血管闭塞，因此糖尿病患者要积极控制血糖，做好足部护理，以避免糖尿病足的发生。在糖尿病足的疾病初期，患肢会出现感觉下降、怕冷、发凉、肢端麻木等情况，部分患者还会出现间歇性跛行；至糖尿病足的中期和晚期，患肢会产生局部肌肉坏死、伤口分泌脓性物、溃烂的情况，部分患者还会并发骨关节疾病和骨髓炎。如果中期和晚期的糖尿病足患者没有及时接受有效治疗，则下肢的坏死面积会不断变大，甚至累及大腿、小腿和脚踝，进而失去活动能力，严重者最终只能接受截肢处理。

张庚扬教授根据多年临床经验认为，糖尿病足肇始于消渴（糖尿病），缘于体质素虚，阴阳失调，阴虚火毒炽盛，热灼津液，血行失常，瘀阻下肢脉道，郁阻日久，脉络闭塞，筋骨皮肉失去气血之荣养，热腐成脓，故坏死感染，遂成本病。因此本虚标实是其病机关键所在。消渴（糖尿病）日久体衰，病变波及三焦、五脏六腑之气血阴阳，导致气血运行失常，阻遏下肢脉络，气血难达肢末而荣养失司，邪郁日久化热蕴毒，闭阻脉络，而致坏死，甚则脱落。

为什么冬季是糖尿病足的好发季节呢？第一，冬季天气寒冷，易引起血管收缩，双脚的血液供应较平时更少；第二，冬季环境干燥，此时足部的皮肤也易于皲裂开口，诱发感染；第三，冬季取暖普遍，中老年人常有热水泡脚的习惯，但糖尿病患者往往对于温度不敏感，容易出现足部皮肤烫伤而破溃感染；第四，冬季路面冰雪较多，容易发生足部外伤。事实上，糖尿病与糖尿病足这两个不同的疾病都容易因为天气转冷以及患者自我保护的不足而出现病情加重。因此，提醒广大糖尿病患者首先要注意自己的血糖变化，其次是每天要检查双脚的皮肤，尤其是注意足底、趾间等容易受挤压的部位有无红肿、皮肤皲裂、变色、水疱、足癣、创伤等情况，还要注意双脚有没有麻木、刺痛或感觉异常，通过触摸自己的足背动脉来判断足部血液循环情况，一旦发现问题应及时到医院做相关检查，向专家求助。

张庚扬教授指出，对于糖尿病足的预防，大雪节气的养生重点在于通脉防寒，主要包括以下4个方面。

## 一、顺应四时，谨慎起居

大雪节气的养生重点在于防寒护阳，但需要适度，否则可能会造成身体失调，甚至耗气伤神。大雪节气是万物储藏的时候，养生也应顺应自然规律,《黄帝内经》中就讲到"冬三月,此谓闭藏,水冰地坼,无扰乎阳,早卧晚起,必待日光",特别强调了在起居方面应当早睡以养阳气,迟起以固阴精。

糖尿病患者常已有多年的病史,再加上多为老年患者,年老体弱,机体抗病能力相对低下,因而更应该遵循"天人相应,顺应自然,因时制宜"的养生防病原则。中医学认为,阳气具有推动血液在脉道中运行、温煦和营养全身的作用,而在冬季之时,人体阳气因寒冷而闭藏,血液失于推动而运行减慢,则筋骨肌肉失于血液的濡养。而对于糖尿病足患者,脉道欠通且气血不足,双足更是身体之末,此时冬季阳气的闭藏无疑是雪上加霜。因此,糖尿病患者要重视自己的阳气,只有阳气盛,脉道通利,筋脉才能得养;平时生活中要注意养和防,调养宜以温补为主,预防重在防寒,尤其注重双脚的保暖。

## 二、科学饮食,适度调补

大雪节气是进补的好时节,俗语说"冬天进补,开春打虎"。冬季性本封藏,冬令进补便是顺应其性,这样可使营养物质产生的能量更多地贮存于体内,从而使人体阳气化生有源,提高机体的免疫力。

但是对于糖尿病患者来说,冬季进补时必须要遵循糖尿病饮食原则,要在血糖平稳控制的情况下,选择含糖量低、营养价值高的食物适当进补,并且要规律地监测血糖,规律服用降糖药控制血糖,注意避免低血糖发生。只有血糖控制达标且平稳,才能为糖尿病患者的冬季防病奠定一个好的基础。

补法主要有两种,即食补和药补。食补的补益之力较为温和,糖尿病足患者在饮食上应控制主食的摄入,并适当搭配多种清淡、富含维生素、低脂肪、低糖的食物作为补充。另外,还要注意部分糖尿病足患者存在糖尿病肾病等其他并发症,此时患者还要注意优质蛋白质的摄入,尤其是肾功能较差、有蛋白尿的患者。而对于平时常觉乏力、畏寒、手足不温的患者，由于其素体虚寒，阳气本不足，此时可适当进食羊肉、鸡肉、虾仁、桂圆、大枣等温性食物来补益阳气。药补的补益之性较食补力强且功专，对于一些明显身体虚弱的患者，可在食补的同时结合运用药补。若一身阳气不足，则宜选择紫河车、蛤蚧、杜仲、人参、黄芪等中药，可将其与肉类一起做成药膳食用；若偏于肾阴不足，则可选用女贞子、阿胶、冬虫夏草、枸杞子等；若夹瘀血症状，可加适量桃仁、姜黄等中药。以上方法可滋补肾中阴阳，疏通一身之气血。

## 三、循序渐进，适度运动

大雪节气应注意运动养生，适度的运动可以调动体内的阳气。糖尿病足患者在没有足部不适的情况下可以适度运动，运动时间应选在每天早上9点出太阳以后，运动场地应选择平坦、干燥的地面，避免积雪、结冰的地面，运动过程中注意循序渐进，充分做好热身运动，快走、慢跑、蹬自行车等运动都是不错的选择。运动时要找到适合自己的强度和幅度，运动量以全身有温暖感或微汗出为宜，避免大汗淋漓，因为汗出过多反而会伤及阳气。对于腿脚不便的老年人，坚持每天慢走半小时左右也是不错的选择。遇到下雪等不利天气时，患者可以在家中的床上做蹬自行车等动作，以活动关节，加快下肢的血液运行。

## 四、调养情志，心态健康

大雪时节，寒冷的季节使得很多户外活动受限，阴晦的天气常使人心情沮丧。此时要注意调节自己的心情，可以在家里听音乐、看书、跳舞、给亲朋好友打电话、到外面晒太阳、赏雪景、滑冰等，这些都是消除冬季低落情绪、保持精力充沛的好方法。冬季虽然要"封藏"，但只有精神上适度的外放，收放有法，才能阴阳平衡，更有利于疾病的预防和康复。除此之外，糖尿病患者要严格禁烟，心情抑郁的时候更要注意，因为吸烟会加重组织缺血，并且还会刺激肾上腺素释放，使血糖增高，促进疾病发展。

中医很重视情志对人体的影响，素有"七情致病"学说。张庚扬教授指出，糖尿病患者血糖波动时，常会导致情绪不畅，尤其是糖尿病足患者可能还会伴有疼痛、行动不便而加重情绪的问题，而不良情绪又会反过来影响血糖，形成恶性循环，进一步加重病情。因此在糖尿病患者的自我管理过程中，积极进行自我调节，保持乐观向上的心态，并全力配合医生的治疗，对于改善症状、控制病情非常重要。

日常小妙招

糖尿病患者应每天检查双足，用低于40℃的温水洗脚，否则容易使足部烫伤，进而引发糖尿病足；洗脚后及时擦干趾间，可使用润肤剂让双脚的皮肤更具湿润度和弹性，避免由于皮肤干燥而产生破溃；还要经常修剪脚趾甲，将趾甲边缘修剪平直、光滑，但要避免将趾甲修剪过短。如果糖尿病患者的双脚长出茧子、鸡眼等，不要自行处理，一定要到医院让医生进行处理，避免用化学制剂或石膏等去除老茧或鸡眼，以防损坏足部造成感染。糖尿病患者不要穿鞋跟高、鞋底硬、尺码小的鞋子，且要保证鞋内干燥，避免双脚受到磨损和压迫，或引起脚气而破溃。与此同时，还要选择穿袜口松弛、棉质材料的袜子，降低袜子对双脚的磨损，并防止脚踝关节因为袜口紧勒而影响双足血液循环。糖尿病患者最好选择穿白色的袜子，这样如果双脚产生出血、破溃等情况可以在第一时间发现。

张庚扬教授指出，摩擦涌泉穴对糖尿病足患者非常有益。清朝徐文弼的《寿世传真》一书中有这样一句话："摩热脚心能健步。"其证明了涌泉穴对脚的保健有重要意义。涌泉穴位于蜷足时足前部凹陷处，约在脚底足心前1/3处，是肾经的起始穴位。"涌泉"一名是形容肾经体内的经气由此穴涌出体表，如同泉水一般。摩擦方法为患者端坐，先将右脚架在左腿上，以右手握着右脚趾，再用左手掌摩擦右脚心涌泉穴，不计次数，直至足心发热为止；再将左脚架在右腿上，进行同样操作。如在热水泡脚后做此动作，则效果更佳。

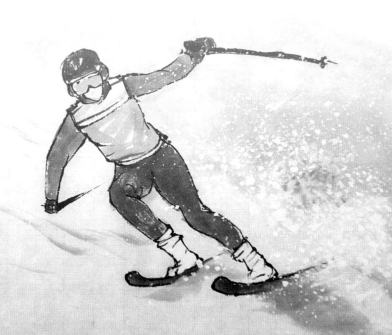

延伸阅读

◇ 大雪十一月节坐功图 ─────────────────────

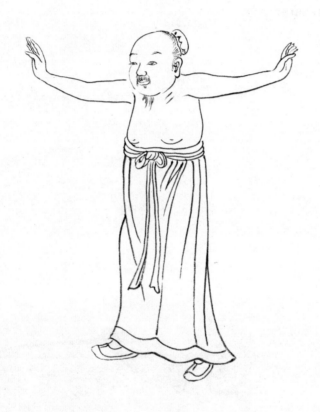

- ◉ 运：主太阳终气。
- ◉ 时：配足少阴肾君火。
- ◉ 坐功：每日子、丑时，起身仰膝，两手左右托，两足左右踏，各五七次，叩齿，咽液吐纳。
- ◉ 治病：足膝风湿毒气、口热舌干、咽肿、上气、嗌干及肿、烦心心痛、黄疸肠癖、阴下湿、饥不欲食、面如漆、咳唾有血、渴喘、目无见、心悬如饥、多恐常若人捕等症。

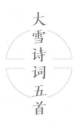
## 阁夜

（唐）杜甫

岁暮阴阳催短景，天涯霜雪霁寒宵。
五更鼓角声悲壮，三峡星河影动摇。
野哭千家闻战伐，夷歌数处起渔樵。
卧龙跃马终黄土，人事音书漫寂寥。

## 逢雪宿芙蓉山主人

（唐）刘长卿

日暮苍山远，天寒白屋贫。
柴门闻犬吠，风雪夜归人。

## 塞下曲六首其三

（唐）卢纶

月黑雁飞高，单于夜遁逃。
欲将轻骑逐，大雪满弓刀。

# 望远行

（北宋）柳永

长空降瑞，寒风剪，渐渐瑶花初下。乱飘僧舍，密洒歌楼，迤逦渐迷鸳瓦。好是渔人，披得一蓑归去，江上晚来堪画。满长安，高却旗亭酒价。

幽雅。乘兴最宜访戴，泛小棹、越溪潇洒。皓鹤夺鲜，白鹇失素，千里广铺寒野。须信幽兰歌断，彤云收尽，别有瑶台琼榭。放一轮明月，交光清夜。

# 长相思

（清）纳兰性德

山一程。水一程。身向榆关那畔行。夜深千帐灯。

风一更。雪一更。聒碎乡心梦不成。故园无此声。

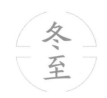

冬至，又称日短至、冬节、亚岁、拜冬等，兼具自然与人文两大内涵，既是二十四节气中一个重要的节气，也是中国民间的传统节日。冬至是四时八节之一，被视为冬季的大节日，在古代民间有"冬至大如年"的讲法，故古人称冬至为"亚岁"或"小年"。我国古代，人们将冬至视为重要的年节，对皇帝和百官来说，这一天要迎冬祭天；而在民间，百姓们也有相互贺冬的传统，久而久之，过冬至的习俗就这样延续至今。现今，很多地区仍保持着冬至祭天祭祖的传统习俗。此时家家户户把祖先像、牌位等供于家中上厅，安放供桌，摆好香炉、供品等。祭祖的同时，有的地方也祭祀天神、土地神，叩拜神灵，以祈福来年风调雨顺，家和万事兴。

在我国北方许多地区，每年冬至日有吃饺子的习俗。相传医圣张仲景告老还乡时看到受冻的百姓，便用面皮将羊肉和一些驱寒药材包成像耳朵的样子，做成一种叫"驱寒娇耳汤"的药物施舍给百姓吃。后来，每逢冬至，人们便模仿做着吃，渐渐形成了习俗。而在南方一些地区，则比较盛行吃冬至团（冬至丸），类似于现在的汤圆，取其团圆的意思，民间也有"吃了汤圆大一岁"的说法。杭州人冬至吃年糕，取"年年高"之意。湖南、湖北一带，在冬至这一天一定要吃赤豆糯米饭。云南少数民族地区称冬至为"过冬"，是新的一年的开始，这一天，人们为了庆贺一个新的周期的开始，以糍粑、饵块作为礼品，互相赠送，久而久之，糍粑和饵块就成为当地冬至时节的主要食品，充分体现了当地少数民族的饮食特点。

时至冬至，民间便开始"数九"计算寒天了，民谚云："夏至三庚入伏，冬至逢壬数九。"数九是从冬至逢壬日开始算起，每九天算一"九"，依此类推。一般"三九"时最冷，是一年中最冷的时段。"一九二九不出手；三九四九冰上走；五九六九沿河看柳；七九河冻开，八九燕儿来；九九加一九，犁牛遍地走。"当数到9个"九天"（即81天），便是春回大地之时了。

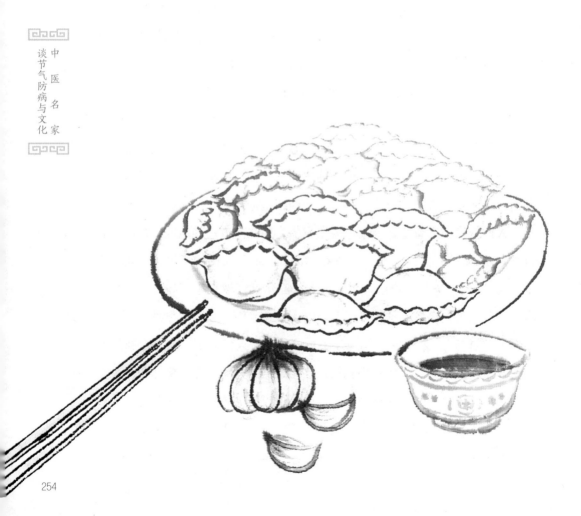

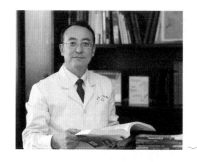

## 毛静远

主任医师，教授，博士生导师，主要从事中医、中西医结合心血管内科临床、教学及科研工作，现任天津中医药大学第一附属医院主任医师，国家中医临床研究基地（冠心病）执行负责人，教育部"中医药防治心血管疾病研究"创新团队带头人，国家中医药管理局心血管重点学科、重点专科带头人，国家中医药领军人才"岐黄学者"，享受国务院政府特殊津贴专家，天津市有突出贡献专家，天津市优秀科技工作者，全国名中医，首批全国优秀中医临床人才，首批天津市海河医学学者，国务院学位委员会第七届中医学学科评议组成员，中华中医药学会心血管病分会主任委员，中国中西医结合学会心血管疾病专业委员会副主任委员，世界中医药学会联合会介入心脏病专业委员会副会长，天津市中医药学会副会长，《中华心力衰竭和心肌病杂志》《中西医结合心脑血管病杂志》副总编辑。

毛静远教授先后主持"十一五""十二五"重大新药创制、中医药行业专项、国家自然科学基金等国家级、省部级科研课题13项；获省部级一等奖1项、二等奖4项、三等奖6项，授权发明专利1项；以第一作者/通讯作者发表论文200余篇；主编著作1部，副主编著作4部；主持制定了《慢性心力衰竭中医诊疗专家共识》《中药新药用于慢性心力衰竭临床研究技术指导原则》及《基于临床流行病学调查的冠心病心绞痛中医证候诊断建议》等行业规范性文件。

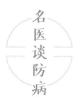

# 冬至，心衰患者需要迈过的坎

冬至是北半球一年中白昼时间最短、夜晚最长的日子。《素问·脉要精微论》记载："四时之动，脉与之上下……是故冬至四十五日，阳气微上，阴气微下。"由此可见，节气变化对人体阴阳、脉象等均会产生影响。研究发现，心血管病患者相较于正常人群而言，对自然的适应能力和血管的调节能力较差，冬至期间血压波动较为明显。因此平时看似病情平稳的心力衰竭（简称"心衰"）患者，很容易在冬至前后病情突然加重或者恶化，甚至还会面临生命危险。冬至，的确是心衰患者需要迈过的一道坎！

## 一、凛冬方至，心衰患者为什么会出现病情变化？

首先，心衰本身就是各种心脏疾病发展至终末阶段的状态，高血压、冠心病是引发心衰的主要原因。正所谓"天人相应"，一年当中的最低温度就是在这个时候出现的，寒气客于脉外，中医学认为"寒为阴邪，寒主收引、凝滞"，《素问·调经论》曰："寒气入经而稽迟……脉寒则缩蜷，缩蜷则脉绌急，绌急则外引小络，故痛而发病。"在寒冷的刺激下，血管急剧收缩，这会导致一些看似病情平稳的慢性心血管疾病患者突然恶化，如平时比较稳定的血压，在寒冷刺激下会有所增高；平时病情稳定的冠心病患者，可能会出现心绞痛反复发作，甚至演变成急性心肌梗死等危急重症。高血压、冠心病等疾病的病情加重，会大大增加心衰的发病风险。冬至适逢壬月，壬月为心"所不胜"之时，此时人体为了适应寒冷气候，不得不让心跳加速，血流加快，这意味着心脏需要承受更大压力，完成更多的泵血任务。心气、心阳会在这个阶段大量地消耗从而衰弱，心主血脉，血脉运行全赖心之阳气的推动，诚如《医学入门》所说："血随气行，气行则行，气止则止，气温则滑，气寒则凝。"心之阳气亏虚，鼓动无力，血行滞缓，血脉瘀阻，则会出现心衰。冬至的气候变化对于心功能本来就不足的心衰患者来说，无疑是雪上加霜。

## 二、心衰患者会出现哪些临床表现？

心衰患者可以出现以下预警信号：走点路或稍干点活就很累，精力大不如前，稍活动就气短，甚至喘息，平卧位咳嗽咳痰，食欲不振，下肢水肿等。如果出现以上情况，需高度怀疑心衰发作。心衰的病机以心之气（阴）阳亏虚为本，血瘀、水饮为标，临床上心衰的证候类型也由此划分。气虚证患者表现为气短，浑身乏力，自觉心中悸动、惊惕不安，白天不因外界环境因素影响而出汗，面无光泽，懒言或语声低微；阳虚证患者表现为自觉怕冷，得温症状可缓，四肢凉，脘腹或腰背发凉，精神疲倦，常不自觉入睡，小便不利，浮肿或存在胸水、腹水；阴虚证患者表现为咽干口渴想要喝水，心烦，手心、脚心发热，寐中汗出，醒后自止，尿黄或便秘；血瘀证患者会出现面部、口唇、肢体色暗或青，指（趾）端发紫，小腿青筋暴露，口干但不想喝水，皮肤干枯粗糙，甚至皲裂、脱屑等症状；水饮证患者会以浮肿、胸水、腹水、小便不利为主，兼见心中悸动不安，喘促不得平卧，眩晕，胃脘部胀闷不舒等表现；痰浊证患者会以咳嗽咯痰、喉中痰鸣、呕吐痰涎为主，兼见形体肥胖，胸部痞塞满闷，头昏，食欲不振，大便稀溏等。严重心衰患者可突发呼吸困难、气短、吐泡沫样痰、面色青紫、不能平卧或端坐呼吸等症状。同时，心衰可导致患者运动耐力的下降，显著影响生活质量，其再住院率、病死率高，可直接影响患者寿命。

## 三、心衰急性加重患者应如何及时并科学处置？

如遇到急性心衰或慢性心衰急性发作患者，应立即让患者采取坐位或仰卧位，双腿下垂；根据患者情况给予面罩或鼻导管吸氧，以缓解呼吸困难的症状；根据患者血压情况，舌下含服硝酸甘油，并积极寻求亲友帮助，如患者家属医学常识不足，此时切莫随意变动患者体位，以免加重病情，应迅速拨打急救电话，尽快到医院就诊，争取及时做进一步救治；若患者出现活动耐量下降，活动后疲乏，气短加重，或平卧咳嗽，建议应及时就医；若患者虽无明显临床症状，但出现双下肢水肿或水肿加重，体重增加，亦应及时就医。

## 四、心衰患者应如何进行防护和治疗？

首先，心衰患者要远离诱发或加重病情的因素，注意保暖。寒冷可以改变血管周围阻力和弹性，增加血液黏稠度和微细血管脆性，导致冬至期间心衰发作概率升高，因此心衰患者外出时注意戴好围巾、口罩、帽子等，以减少冷空气的刺激。其次，要注意休息，保持足够的睡眠。失代偿期患者需卧床休息，多做被动运动，以预防深部静脉血栓形成；待临床症状改善后在不引起症状的情况下，应鼓励患者进行体力运动，以防止肌肉萎缩。心功能Ⅱ~Ⅲ级患者可在专业人员指导下进行运动训练，以改善其症状，提高生活质量；避免剧烈运动，以减轻心脏负荷。另外，还要注意饮食，戒烟，少吃油腻高脂的食物。肥胖患者应减轻体重，以减少心脏负荷；严重心衰伴明显消瘦者应给予营养支持；控制盐的摄入量对心功能Ⅲ~Ⅳ级心衰患者的充血症状和体征有帮助；心衰急性发作伴有容量负荷过重的患者，每天要限制钠摄入小于2克。同时，心衰患者应注意调神。压抑、焦虑和孤独是心衰患者死亡的主要预后因素，故心衰患者要充分认识不良情绪的危害，重视宁神养心、和气舒肝的养生之道，保持身心愉悦。并且，心衰患者要定期去医院随访，如果发现问题或出现明显不适，应及时就医，在医生的指导下进行治疗。坚持监测体重，对心衰患者早期发现液体潴留非常重要，如果3天内体重突然增加2千克以上，应考虑患者已有钠、水潴留（隐性水肿），需要及时就医。最后，心衰患者要坚持合理用药，如血管紧张素转化酶抑制剂（ACEI）、血管紧张素受体拮抗剂（ARB）、β受体阻滞剂、血管紧张素受体脑啡肽酶抑制剂（ARNI）等常见的治疗心衰的药物，可以有效缓解心衰症状，改善心血管功能，降低死亡风险，为心衰患者保驾护航。

## 五、中医如何在冬至时节防治心衰？

冬至是自然界阴气盛极而衰，一阳始生之时，为"阴极之至，阳气始生"。所谓"冬至一阳生"，冬至后阳气缓缓回升，白天慢慢变长，此时是阴阳转化的关键节气，也是人体阳气最弱的时节。动则阳升，运动是抵御寒冷的重要方式，身体动起来，寒冷就会远离躯体，因此，心衰患者应注意不要因病而畏动。但对心脑血管疾病患者来说，运动的形式和强度一定要在医生的指导下去进行，体力活动应由轻到重，循序渐进；体能活动以适度为宜，切忌操之过急，当然更不能在雾霾天里运动。我国传统体育运动主要包括太极拳、五禽戏、八段锦等，均蕴含着动静结合、形神共养等中医养生康复内涵，其运动形式较为丰富多样，动作缓慢柔和，口令易于记忆，动作简单，安全性良好。目前中医药治疗心衰多是基于"病证结合"理念，在形式上多为在西药规范治疗的基础上加用中医药，医生选择中药的依据多是基于临床辨证、药品说明书或临床报道。对国内近20年中医药治疗心衰的文献进行统计后可发现，用于治疗心衰的中药静脉制剂主要有参麦注射液、生脉注射液、黄芪注射液、参附注射液和丹红注射液等；口服中药制剂主要有芪苈强心胶囊、通心络胶囊、利心丸、稳心颗粒和麝香保心丸、芪参益气滴丸等；中药汤剂以真武汤及其加减应用最多，其次为生脉散、血府逐瘀汤、保元汤、桃红四物汤等，这些用药选择基本体现了益气、养阴、温阳、活血、利水为主的心衰中医治法，与心衰的中医证候特征对应，并构建了包括生活起居、精神调摄、饮食调理、形体运动、整体观念、辨证施治、三因制宜等在内的理论体系。临床实践表明，中药、针刺、艾灸、推拿、按摩、刮痧、药膳、太极拳、八段锦等中医传统手段和方式，对心力衰竭等病的中医康复是有益的，中医药治疗心衰在稳定病情、改善心功能、增加运动耐量、提高生存质量等方面具有较好的疗效优势。

## 六、冬至时节心衰患者如何进行养生？

冬至养生的关键在于"无扰乎阳"，这是日常生活起居和精神调养的核心。冬至期间阴气盛，阳气却明显不足，故在冬至期间保护阳气就成了最为重要的一点。心衰患者要注意藏阳气，不要吃过凉的食物。冬至补阳要常晒后背，因为背部是人体督脉所在，中医学认为督脉是人体的阳经，有调节阳经气血的作用。自然界的太阳光是最好的补品，常晒太阳，让人体的阳气与天地之阳气相通可以起到补阳的作用。冬季时每天中午的阳气最旺盛，是晒太阳的最佳时间，晒太阳时可以不戴帽子，通过头顶百会穴将阳气吸入机体。冬至期间还要注意养脚，俗话说"寒从足下起"，老年人末梢血液循环较差，天气转冷后首先感到的是脚冷。脚上有无数的神经末梢与大脑紧密相连，人体的五脏六腑在脚上都有相应的投影，可见脚与人体的健康息息相关，脚部受寒容易导致心衰患者病情加重。因此心衰患者要注意脚部保暖，选择保温效果好的鞋袜，睡觉前可以用40~50℃的热水泡脚，以祛除寒气，促进气血运行。当然，心衰患者要注意冬至期间的穿着，既要保暖又要防止出汗，因为汗出过多反而会伤及人体阳气，违背了保护阳气的原则。选择冬至饮食时，心衰患者可根据自己的体质和病情选温补类食物以扶阳散寒，如医圣张仲景的名方"当归生姜羊肉汤"，其中当归、生姜、羊肉都具有很好的温中散寒、补血益气的功效，此方特别适合阳虚体质者在三九天服用。在挑选温补类食物以及加工食物的过程中，心衰患者要注意油盐的摄入，避免加重心脏负荷，可以选择药膳调养方案，不仅能够增加营养素的摄入量，平衡膳食结构，而且更有助于改善心功能及营养代谢状态，提高生活质量。另外，心衰患者的起居要注重早睡晚起。冬令气候趋寒，天地阳气潜藏，应之人体，冬季亦为人体养精蓄锐的最佳时段。对于有晨练习惯的人群，应注意晨练时间不宜过早，以免损伤阳气；晨练宜开展太极拳、八段锦等运动方式，因为这些运动能够让心血管病患者受益，降低血压及血脂水平，对心衰症状及体力、情绪亦有改善作用；不宜开展剧烈运动，以免汗出太过耗伤阳气。在精神调养方面，心衰患者要保持平和的心态，精神愉悦则气血和畅，脏腑阴阳气血趋于均衡稳定，内向抑郁或者烦躁焦虑都不利于自身健康；要多交朋友，多与人接触沟通，尝试养花草或鱼类，从而在调节精神情志的同时又可美化居室环境。心衰患者的家属也要及时与患者沟通，多多陪伴，让其保持愉悦的心情，减少心衰发作的可能。

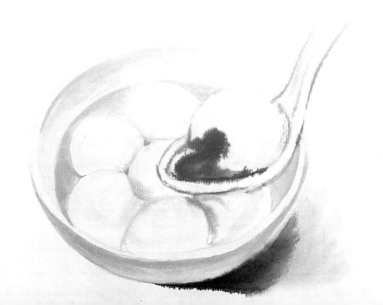

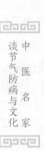

## 冬至十一月中坐功图

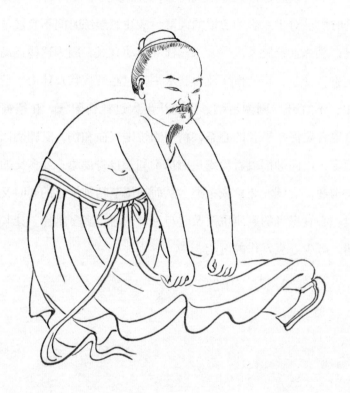

◉ 运：主太阳终气。

◉ 时：配足少阴肾君火。

◉ 坐功：每日子、丑时，平坐，伸两足，拳两手按两膝，左右极力
二五度，吐纳，叩齿咽液。

◉ 治病：手足经络寒湿，脊股内后廉痛、足痿厥、嗜卧、足下热、
脐痛、左胁下背肩髀间痛、胸中满、大小腹痛、大便难、腹大颈
肿、咳嗽、腰冷如冰及肿、脐下气逆、小腹急痛泄、下肿、足胻
寒而逆、冻疮、下痢、善悲、四肢不收。

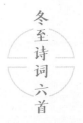

# 冬至夜寄京师诸弟兼怀崔都水

（唐）韦应物

理郡无异政，所忧在素餐。
徒令去京国，羁旅当岁寒。
子月生一气，阳景极南端。
已怀时节感，更抱别离酸。
私燕席云罢，还斋夜方阑。
邃幕沉空宇，孤灯照床单。
应同兹夕念，宁忘故岁欢。
川途恍悠邈，涕下一阑干。

# 至后

（唐）杜甫

冬至至后日初长，远在剑南思洛阳。
青袍白马有何意，金谷铜驼非故乡。
梅花欲开不自觉，棣萼一别永相望。
愁极本凭诗遣兴，诗成吟咏转凄凉。

# 邯郸冬至夜思家

（唐）白居易

邯郸驿里逢冬至，抱膝灯前影伴身。

想得家中夜深坐，还应说着远行人。


# 冬至日遇京使发寄舍弟

（唐）杜牧

远信初凭双鲤去，他乡正遇一阳生。

尊前岂解愁家国，辇下唯能忆弟兄。

旅馆夜忧姜被冷，暮江寒觉晏裘轻。

竹门风过还惆怅，疑是松窗雪打声。


# 少年游·长至日席上作

（北宋）毛滂

遥山雪气入疏帘。罗幕晓寒添。爱日腾波，朝霞入户，一线过冰檐。

绿尊香嫩蒲萄暖，满酌破冬严。庭下早梅，已含芳意，春近瘦枝南。


# 冬至宜补

张伯礼

冬至阳气生，寒闭阴极盛。

世上有风雪，地下生机萌。

数九进补季，四时精气赢。

益血服阿胶，温气喝羊羹。

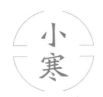

小寒

数九寒天，小寒大概是一年中最冷的时节。此时全国大部分地区温度都有明显的下降。但即使这样，也抵挡不住人们在这寒冬腊月下追求年味的热情。

每当小寒时节，集市中的人争相采购着年货，如对联、窗花、年画和鞭炮等。小寒正处三九前后，俗话说"冷在三九"，其寒冷程度也就可想而知了。华北一带有"小寒大寒，滴水成冰"的说法，江南一带有"小寒大寒，冷成冰团"的说法，在这一年最冷的时节中，冒着热气的热汤总是在饭桌的正中间为人们对抗寒冬提供保障。小寒时节，人们日常饮食多偏重于暖性食物，如羊肉、狗肉，其中又以羊肉汤最为常见。广东人非常重视小寒进补，药膳和煲汤是广东人餐桌上必不可少的美食。所谓"三九补一冬，来年无病痛"，小寒时节，几乎每家每户的桌上都有一锅温补的热汤，如补脾益肾的山药羊肉汤、大补的太子参炖鹌鹑、补益肝肾的远志枣仁粥以及首乌煲鸡蛋汤等。

到了小寒，老南京人一般会煮菜饭吃，有的人会用矮脚黄青菜、咸肉片、香肠片或板鸭丁，再剁上一些生姜粒与糯米一起煮，十分香鲜可口。

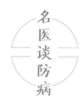

名医谈防病

## 石学敏

中国工程院院士，国医大师，天津中医药大学第一附属医院名誉院长，主任医师，教授，博士生导师，全国老中医药专家学术经验继承工作指导老师，天津市名中医，国家有突出贡献专家，国务院特殊津贴专家，中国针灸学会高级顾问，获得国家卫生计生委先进工作者、全国优秀医院院长、天津市科技优秀工作者、"十佳"医务工作者等称号，先后荣获何梁何利奖、香港求是科技基金会杰出科技成就奖、首届中医药传承特别贡献奖、世界中医药学会联合会颁发的中医药国际贡献奖、全国中医药杰出贡献奖。

石学敏院士是天津中医药大学第一附属医院针灸学科学术带头人，从事针灸学和老年医学的临床、科研以及教学工作已愈60年。自20世纪70年代初开始，他潜心研究世界公认的三大疑难病之一"中风病"（脑梗死、脑出血）的针灸治疗，创立"醒脑开窍"针刺法，率先提出针刺手法量学理论，并开展相关研究，对捻转补泻手法确定了新定义和量化操作，使传统针刺手法向规范化、量化发展，极大地推动了中医现代化进程，开辟了中风病治疗新途径；发明了脑血栓片、丹芪偏瘫胶囊，针药并用，创立了"中风单元"疗法，即配合康复训练、饮食、心理、健康教育等疗法形成一整套完整的、独特的、规范的中医中药治疗中风病综合治疗方案，为治疗脑血管病开创了新的思路。石氏中风单元疗法，是国家科技部及国家中医药管理局列为十大重点推广项目之一。另外他在针灸治疗延髓麻痹、中枢性呼吸功能衰竭、各种痛证、病窦综合征、阿尔茨海默病、前列腺肥大、无脉症及各种神经系统疾病等方面疗效卓著。

石学敏院士主持完成包括国家973项目在内的科研课题43余项，其中获国家科技进步奖1项、省部级科技进步奖33项（次）、国家教委及天津市教学成果奖3项，获国家专利6项。教学方面，多年来他共培养硕士、博士、博士后百余名，学生遍布中国各地和世界各国，硕果累累，桃李满天下。他还在国家核心期刊发表论文百余篇，出版专著50余部。

# 防寒侵袭 适度锻炼提高免疫力

小寒是冬季的第5个节气，在每年公历的1月5日前后，自太阳到达黄经285°时开始，斗指子位（北方偏东方）。崔灵恩的《三礼义宗》中记载："小寒为节者，亦形于大寒，故谓之小。言时寒气犹未为极也。"此时我国大部分地区将进入严寒时期，土壤冻结，河流封冻，加之北方冷空气不断南下，天气寒冷，因此称为"数九寒天"。

从节气顺序来说，大寒应该比小寒更为寒冷，其实不然，俗谚说"冷在三九"，而三九天恰在小寒节气内，"三九四九冰上走"也表示三九期间为冬天最寒冷的时段。历年气象记录也表明，小寒确实比大寒冷，可以说是全年二十四节气中最冷的节气。民间谚语云："小寒大寒，冷成冰团。"

小寒可分为三候，即一候雁北乡，二候鹊始巢，三候雉始鸲。古人认为候鸟中大雁是最能感受温度的动物，它们会随着温度的变化而迁徙，到了小寒时节，它们会开始迁移到南方暖和的地方。当二候寒冷已过，春天将到来，此时阳气已动，在北方的喜鹊感受到阳气而开始筑巢。在三候接近四九时，雉的鸣叫意味着他们感受到了春天的到来。这也说明了小寒是阴盛阳长、阴阳顺接的一段时期。

在气温明显降低的小寒节气里，昼夜温差较大，此时正是人体抵抗力相对较弱的时候。国医大师、中国工程院院士石学敏教授结合小寒结气，谈到了秋冬季节中老年人养生防病的基本原则与方法，强调了中老年人应多注重养生保暖，防止寒气侵袭，同时还需适当锻炼以增强身体抵抗力，提高免疫力。

# 一、小寒养生

国医大师石学敏说，小寒节气的养生防病，中老年人需要把握好以下几点：一要调整好作息时间，生活节奏规律化，早睡晚起。《黄帝内经》记载："冬三月早卧晚起，必待日光。"冬季昼短夜长，人们的起居也要适应自然界变化的规律，适当延长睡眠时间。所谓入寐时"阳入于阴"，在顺应"肾主藏精"的生理状态养精蓄锐的同时，也利于顾护阳气的潜藏。二是适量增加较高热量食物的摄入，如羊肉、牛肉、豆类等高蛋白的食物，增加储备热量及提高自身身体的免疫力，以防寒气侵伤肌体，同时也要多吃蔬菜水果，防止温热食品过于燥热。三要根据天气，适当进行晨起锻炼，遇有雾霾和大风天气，尽量取消晨练，可利用午后阳光充足的时间，到户外晒太阳，并进行慢节奏的散步类运动，增加氧气的摄入，为身体增添活力，通过大脑皮质兴奋调节体温、促进热量的产生以抵御严寒。四要严防感冒，需穿足厚衣，注意躲避寒冷，防止呼吸道感染的发生。如已患呼吸道感染，不可大意，应及时就医，严防肺感染、支气管炎等疾病侵袭。

石学敏院士强调，小寒养生宜敛精藏气，扶元固本。中医学认为，寒是冬季的特征，属极阴之气，主收藏凝滞。而小寒与小暑、大寒与大暑恰成阴阳两极，气运彼此相反。《黄帝内经》早有"春夏养阳，秋冬养阴"的养生大法，千百年来指导人们顺其自然变化进行养生保健。因此，小寒的养生原则是敛精藏气，扶元固本，以"防寒补肾"为主。

冬至始，一阳生。自然界中阴阳之气开始转换，且小寒后气候进入一年中最寒冷的时候，因此，小寒时节应合理进补，温阳御寒。"三九补一冬，来年无疼痛。"民间的这一俗语说明了此时合理进补的重要性。人们经过春夏秋冬四季的消耗，脏腑气血必然会有所偏衰，及时补充气血既能补养精气，使身体强壮，从而帮助自我抵御严寒侵袭，又能为来年的健康打下基础。这些经验是人们养生实践的长期总结，值得充分重视。

小寒时节也需要注意养肾、保胃。所谓"寒为阴邪，易伤阳气"，而人体阳气源于肾，因此寒邪最易伤肾阳。另外，当天气温度突然下降，所谓"寒主收引"，容易刺激胃肠的蠕动，导致其功能下降，因此必须健脾保胃。小寒之时可多吃补益脾胃、温肾助阳、健脾化痰、润肺止咳的食物，如羊肉、鸡肉、鱼肉、核桃仁、大枣、桂圆肉、山药、莲子、百合、栗子等。但对于体质偏热、易上火者应注意缓补的原则，以免进补过急而适得其反。天寒之时宜多饮粥，增加营养和热量，提倡晨起服热粥，如红豆粥、消食化痰的萝卜粥、健脾养胃的茯苓粥、益气养阴的红枣粥等；晚餐应节食，以顾护而滋养胃气。最好不吃寒凉或生冷之品，如冰淇淋、生鱼片、冷饮等。但也需注意不宜乱补，对于体虚多病者，服用补阳药不一定有益，反而可造成燥热，甚至可能损伤脾胃的运化疏泄功能，导致消化不良、大便干燥等。在此节气，饮食应温补但忌燥热，需要配合足够的蔬菜水果。

　　小寒之时还应常活动，防病健身。善于养生的人在冬季更加注重锻炼身体，以取得养筋健骨、舒筋活络、畅通血脉、增强自身抵抗力之效。散步、慢跑、打太极拳都是很好的运动方式，只要持之以恒，就会达到健身强体的目的。但是冬季运动要根据个人的身体情况，适量活动，切不可盲目锻炼，并要注意防寒保暖，特别是遇到寒流来袭的天气时，中老年人要预防呼吸道疾病和心脑血管疾病的发生。寒冷天气时体表血管收缩，血流速度减慢，肌肉的黏滞性增加，韧带的弹性和关节柔韧度降低，故运动前必须做一些热身，如擦面、拍打全身肌肉、拉筋等，避免造成运动损伤。在外运动时还需要注意正确的呼吸方式，宜采用鼻吸口呼的方式，这种方式既可以对吸入的空气加温，又可防止空气里的灰尘与细菌进入人体，达到保护呼吸道的作用。

　　女性在生理期应该注意保暖，尤其是下肢及腰腹部，避免受凉而引起月经不调、痛经等疾病。女性可在睡前泡脚，尤其痛经女性，用生姜水或艾叶泡脚有助于缓解疼痛。在小寒节气，女性应注意调节心情，避免受到不良精神的影响和刺激，保持乐观积极的态度，达到"肝气疏通而不郁"。平时也可以坚持每天按摩三阴交穴，左右每穴可点按约10分钟，以有轻微酸胀感为宜，此法可有效调节女性血虚、血瘀、血热之证，缓解生理期的不适症状。

## 二、小寒防病

小寒正处在三九隆冬的时候，中医学认为"寒性凝滞，寒性收引"，这个时候正是关节痛、颈椎病及心脑血管疾病的高发期，因此这个时候尤其对肩颈部、脚部等易受凉的部位要倍加呵护。

风湿性关节炎，中医又称痹症，多发生于素体虚弱受外邪侵袭者。由于人体虚弱，气血不足或劳累过度，肌肤毛孔松于防守，外邪悄悄渗入经络、肌肉、关节，致使气血凝滞、阻塞不通，不通则痛，从而出现关节疼痛、局部肿胀、弯曲不利，甚至关节畸形等。因此对于风湿病患者来说，保暖是重中之重，建议每天最好用热毛巾或者热水热敷患处；当内衣被汗浸湿后，要注意及时换洗；居住环境最好向阳、通风、干燥，衣被经常洗晒。此外，冬天水寒，风湿病患者最好用温水洗脸、洗手，睡觉之前用热水泡脚，且热水浸泡到踝关节以上，泡脚的时间以20分钟左右为宜。由于脚上的穴位比较多，而且诸多经脉都从脚通过，所以热水泡脚有利于疏通经络，促进气血流通。另外，风湿病患者需少食肥肉或高胆固醇食物、花生、辣椒、甜食等，宜食用葱、姜等辛温发散之品。寒痹患者宜用干姜、温热之品；热痹患者宜食用黄豆芽、丝瓜、冬瓜，避免吃羊肉及辛辣刺激性食物。

中风，即脑血管意外，是老年人的常见病。冬季气候寒冷，万物闭藏，昼夜温差大，为中风的高发季节。中医学认为，中风是在肝肾不足、气血内虚的基础上，遇有劳倦内伤、忧思恼怒、嗜食醇酒厚味、起居失宜、气候突变等诱因，引起脏腑阴阳失调、气血逆乱，导致脑脉痹阻，或血溢于脑而发病。风、火、痰、热是中风常见的发病因素。中风的防治意义在防患于未然，通过调起居、节饮食等措施，促进机体的阴阳、气血和谐统一，平均条达，使老年人在寒冷的冬天远离疾患，健康长寿，颐养天年。同时，还需注意严格控制情绪，适当增加室外活动，注意饮食调节。

心血管疾病，如心肌梗死、心绞痛、心力衰竭等也是老年人在小寒节气高发的疾病。老年人多为气血偏虚，常有其他基础疾病如高血压、高脂血症、糖尿病等，往往兼夹痰湿之邪，气血内虚而血运行不畅成瘀。小寒为冬季最冷之时，容易导致寒凝血瘀，血瘀停留而"不通则痛"，引起心绞痛；或寒为阴之邪，心阳之气偏衰，无力推动血液，日久而为心力衰竭。因此，在小寒节气，老年人一定要预防感冒，注意保暖。一旦感冒，肺主宣发肃降的功能失调，肺无以宣发，卫外不固，则不能对外在邪气产生抵抗；肺无以肃降，则不能藏精于肾，而肾虚则表现为免疫力减弱，心肾相济，容易诱发或加重心血管疾病。此节气应早睡晚起，避免损伤肺经（3～5点）而导致肺失宣降，免疫力低下，气机失调则百病生。尤其对于老年人，应嘱咐其慢慢起床，动作也需要放慢，防止颈部转动的速度太快，而诱发心血管疾病。早晨空气较冷也不宜运动，应在午间或太阳出来后进行运动。洗澡时要注意水温适中，不宜忽冷忽热。

肩周炎，即肩关节周围组织炎，中医又称"漏肩风""冻结肩"，女性患者多于男性，多为中老年患病，患者多有肩部肌肉损伤史，加之年老气血亏虚，再受风寒之邪侵袭而复发。小寒天气甚冷，寒湿之气不断侵袭机体，使肌肉和血管长时间收缩，可产生较多的代谢产物，使肌肉组织受刺激而发生痉挛，久则引起肌细胞的纤维样变性，肌肉收缩功能障碍而引发各种症状。因此，肩周炎患者可在注意防寒保暖的同时进行适当的自主肢体锻炼。若局部受寒，可以在局部用红外线灯烘烤肩部，促进血液循环，通则不痛。另外，穴位按摩如按揉肩髎、肩髃、肩贞穴等，局部推拿，采用活血化瘀通络等中药敷贴也有一定作用。

## 三、"三位一体"养生法

石学敏院士是运动养生的积极践行者。几十年来，他几乎每天都坚持清晨5点多起床，慢跑或者快步行走约1万多步。中医讲究运则行、动则通，气血不行、不通则瘀，瘀则百病生。通过适度的体育锻炼，可增强各组织器官的免疫功能和身体对外界寒冷刺激的抵御能力。石学敏院士认为，健康是人生的资本，人体保健最重要的是上、中、下"三位一体"的正常运作。以下是石学敏院士总结的上、中、下"三位一体"养生法的具体锻炼方法。

（1）坐在椅子或沙发上，靠椅背，头稍后仰，双目微闭，消除杂念，心平气和，双手向后做护住后脑勺状，用两手拇指在后颈部及耳垂后凹陷处找准天柱穴（位于后发际正中直上 0.5 寸，旁开 1.3 寸，斜方肌外缘凹陷处）、风池穴（位于项后枕骨下两侧凹陷处，与耳垂齐平）、翳风穴（位于耳垂与耳后高骨之间的凹陷处），依次按压、按摩这 3 对穴位。每对穴位按压几分钟至十几分钟均可。

（2）取双腿稍微前伸的坐姿，找准左右两腿的足三里穴（膝关节"膝眼"往下三横指处），用双手拇指用力按压几分钟至十几分钟。

（3）适当地进行健步走、慢跑、游泳等运动。石学敏院士每天早晨都要坚持慢跑半小时，如果没有特殊情况，下午还要游泳 30 分钟。他认为这不仅能保持胃肠系统的健康和四肢强壮，还有利于全身功能的增强。

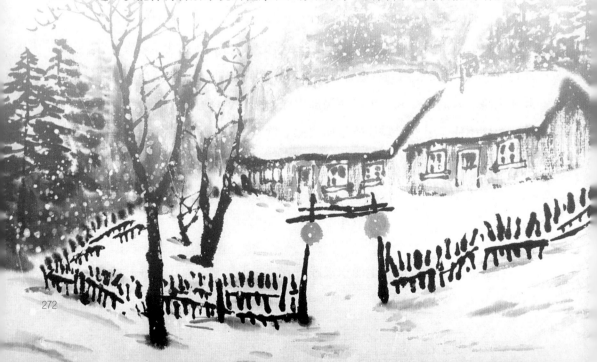

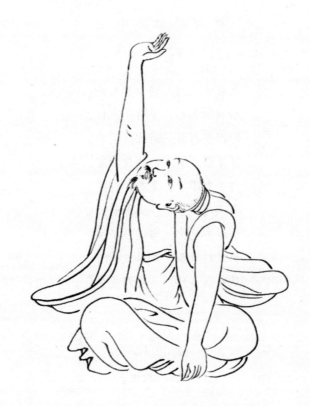

小寒十二月节坐功图 ————————

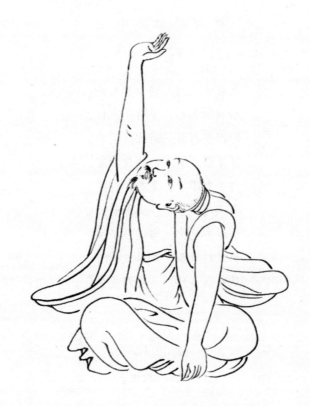

冬季篇
·
小寒

◉ 运：主太阳终气。

◉ 时：配足太阴脾湿土。

◉ 坐功：每日子、丑时，正坐，一手按足，一手上托，挽首互换，极
力三五度，吐纳，叩齿，漱咽。

◉ 治病：荣卫气蕴食即呕、胃脘痛、腹胀、哕疟、食发中满、食减
善噫、身体皆重、食不下、烦心、心下急痛、溏瘕泄、水闭黄
疸、五泄注下五色、大小便不通、面黄口干、怠惰嗜卧、心下痞、
苦善饥善味、不嗜食。

273

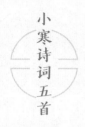
## 送令狐岫宰恩阳

（唐）韦应物

大雪天地闭，群山夜来晴。

居家犹苦寒，子有千里行。

行行安得辞，荷此蒲璧荣。

贤豪争追攀，饮饯出西京。

樽酒岂不欢，暮春自有程。

离人起视日，仆御促前征。

逶迟岁已穷，当造巴子城。

和风被草木，江水日夜清。

从来知善政，离别慰友生。

## 摸鱼儿

（北宋）程垓

掩凄凉、黄昏庭院，角声何处呜咽。矮窗曲屋风灯冷，还是苦寒时节。凝伫切。念翠被熏笼，夜夜成虚设。倚阑愁绝。听凤竹声中，犀影帐外，籁籁酿寒轻雪。

伤心处，却忆当年轻别。梅花满院初发。吹香弄蕊无人见，惟有暮云千叠。情未彻。又谁料而今，好梦分胡越。不堪重说。但记得当初，重门锁处，犹有夜深月。

# 八声甘州

（南宋）张炎

庚寅岁，沈尧道同余北归，各处杭、越逾岁，尧道来问寂寞，语笑数日，又复别去。赋此曲，并寄赵学舟。

记玉关踏雪事清游。寒气脆貂裘。傍枯林古道，长河饮马，此意悠悠。短梦依然江表，老泪洒西州。一字无题处，落叶都愁。

载取白云归去，问谁留楚佩，弄影中洲。折芦花赠远，零落一身秋。向寻常、野桥流水，待招来、不是旧沙鸥。空怀感，有斜阳处，却怕登楼。

# 望梅

（宋）无名氏

小寒时节，正同云暮惨，劲风朝烈。信早梅、偏占阳和，向日暖临溪，一枝先发。时有香来，望明艳、瑶枝非雪。想玲珑嫩蕊，绰约横斜，旖旎清绝。

仙姿更谁并列。有幽香映水，疏影笼月。且大家、留倚阑干，对绿醑飞觥，锦笺吟阅。桃李繁华，奈比此、芬芳俱别。等和羹大用，休把翠条谩折。

# 浣溪沙

（清）纳兰性德

残雪凝辉冷画屏。落梅横笛已三更。更无人处月胧明。

我是人间惆怅客。知君何事泪纵横。断肠声里忆平生。

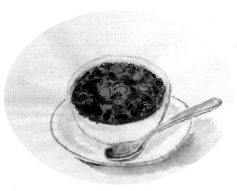

大寒是二十四节气中最后一个节气，每年公历1月20日前后，太阳到达黄经300°时为大寒，是我国大部地区一年中的寒冷时期。过了大寒又立春，即迎来新一年的节气轮回。

大寒时节，人们开始忙着除旧饰新、腌制年肴、准备年货和各种祭祀供品、扫尘洁物，因为春节即将到来。所谓"大寒迎年"，就是大寒至农历新年这段时间，民间会有一系列活动，归纳起来至少有十大风俗，分别是"食糯""喝粥""纵饮""做牙""扫尘""糊窗""蒸供""赶婚""赶集""洗浴"等。

"喝粥"是指喝腊月初八的腊八粥，俗话说："过了腊八就是年。"在这一天，人们用五谷杂粮加上花生、栗子、红枣、莲子等熬成一锅香甜美味的腊八粥，是人们过年中不可或缺的一道主食。"做牙"，亦称"做牙祭"，原本是祭祀土地公的仪式，人们常说的"打牙祭"一词即由此而来。"做牙"有头牙和尾牙的讲究，头牙在农历的二月二，尾牙则在腊月十六，全家人坐在一起"食尾牙"。这一天商人要设宴，白斩鸡为宴席上不可缺的一道菜。据说鸡头朝谁，就表示老板第二年要解雇谁。因此，有些老板一般将鸡头朝向自己，以使员工们能放心地享用佳肴，回家后也能过个安稳年。现代企业流行的"年会"，即是尾牙祭的遗俗。

除尘，又称除陈、打尘，即大扫除，"家家刷墙，扫除不祥"，把穷运扫除掉；反之，"腊月不除尘，来年招瘟神"。除尘一般放在腊月

二十三、二十四进行，即"祭灶"日，除尘时要忌言语，讲究"闷声发财"。"糊窗"，就是用新纸裱糊窗户，"糊窗户，换吉祥"。为了美观，有的人家会剪一些吉祥图案贴在窗户上，故又称"贴窗花"，一般是在腊月二十五进行。腊月三十除夕那天，有净身洗浴的习俗，寓意洗去一年风霜劳碌，精神饱满地迎接新的一年。

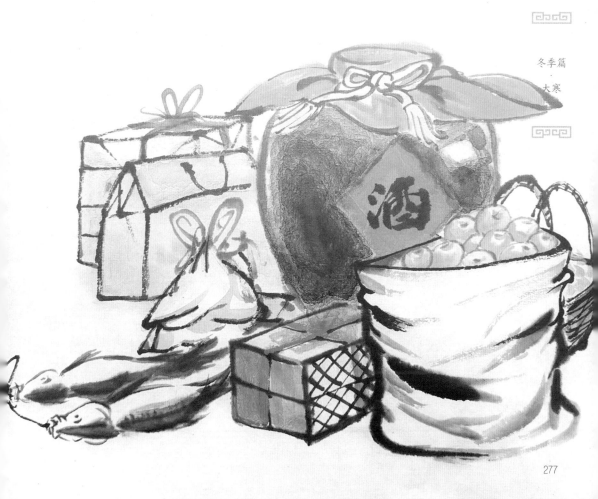

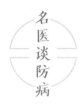

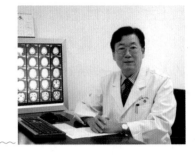

名医小传

### 韩景献

　　教授，中医针灸学专家，国家级名老中医，国家卫生部突出贡献中青年专家，享受国务院政府特殊津贴专家，天津市政府授衔的实验针灸学专家，天津市"十佳"医务工作者，天津文史馆馆员。现担任中国中西医结合学会神经科专业委员会、中国针灸学会脑病科学委员会名誉主任委员、中国中西医结合学会常务理事，日本SAM研究学会常务理事。

　　韩教授在治疗阿尔茨海默病、帕金森综合征等神经变性性疾患及中风病诊疗上有专长。1993年成功引进快速老化模型小白鼠（SAM），填补了我国老化模型化动物空白，并在世界上首次应用该模型鼠进行了针刺防治老化阿尔茨海默病的实验研究；提出"三焦气化失司—衰老相关论"，创立针刺治疗老年期阿尔茨海默病的"三焦针法"，临床治疗有效率达80%。发表论文200余篇，其中SCI收录论文30余篇。培养博士生18名、硕士生70名，并培养了大批的外国留学生。在日本举办"金色丘比特"学习班，教授"三焦针法"，培养了日本针灸师200名。"三焦针法"作为阿尔茨海默病治疗的有效绿色疗法，被纳入日本文科省统编教材。

# 注意避寒 积极预防 理性治疗

大寒时节气温降低，总是让人"冻手冻脚"，身体有僵硬感，对于以"运动迟缓、震颤、僵直"为主症的帕金森综合征患者来说，自身症状加上天气转冷的外界因素影响，原本得到控制的震颤和强直可能又会复现，或是震颤加重，身体更加僵硬，抬腿行走等日常活动更加困难，有些患者还会出现肌肉关节疼痛现象，整体症状会感觉比之前更严重。因此，如何让帕金森综合征患者安然度过大寒时节就变得十分重要。

帕金森综合征是一种严重影响患者运动功能的老年神经系统退行性疾病。根据统计，我国65岁以上人群帕金森综合征的发病率是17%，全国帕金森综合征患者有400万~500万人。该病是由于大脑黑质多巴胺能神经元的变性死亡引起大脑分泌的多巴胺减少而导致，多见于中老年人，一般在50~60岁开始发病，发病率随年龄增长而逐渐增加，发病人群中男性多于女性，年龄越大，患病风险越高。但目前看来，帕金森综合征的发病人群有年轻化趋势。

迄今为止，帕金森综合征的致病病因尚不清楚，但与神经细胞自然衰老密切相关。患者的病情会随着时间的推移逐渐恶化，虽不致命，但严重影响患者的工作能力和生活质量，若未能得到及时、合理的治疗，很容易导致身体功能下降，甚至生活不能自理而致残，最后可能会出现威胁生命的并发症。随着我国人口老龄化程度的加深，帕金森综合征的发病人数呈上升趋势，然而人们对本病并不太熟悉，因此，一定要加强对帕金森综合征的认识。

## 一、临床发病表现

随着人口的老龄化，帕金森综合征已经成为危害人类健康的常见疾病之一。其临床主要表现为运动迟缓、静止性震颤、肌强直和姿势步态障碍。

**运动迟缓**：是帕金森综合征的常见症状，指动作变慢，始动困难，主动运动丧失。患者的运动幅度会减少，尤其是重复运动时。面部表情动作减少，很少眨眼睛，双眼转动也减少，表情呆板，说话声音单调低沉、吐字欠清。写字可变慢变小、笔迹弯曲，洗漱、解系鞋带和其他精细动作可变笨拙、不灵活或者根本不能顺利完成。行走的速度变慢，一旦迈步，身体前倾，重心前移，步伐小而越走越快，不能及时停步，手臂摆动幅度会逐渐减少甚至消失。在疾病的早期，患者常常将运动迟缓误认为是无力，且常因一侧肢体的酸胀无力而误诊为脑血管疾病或颈椎病。因此，当患者缓慢出现一侧肢体无力，且伴有肌张力增高时应警惕帕金森综合征的可能。早期患者的典型主诉为："我最近发现自己的右手不如以前利落，写字不像以前那么漂亮了，打鸡蛋的时候觉得右手不听使唤。"

**静止性震颤**：约70%的患者以震颤为首发症状，多始于一侧上肢远端，以拇指、食指及中指为主，表现为手指来回搓动，静止时出现或明显，随意运动时减轻或停止，精神紧张时加剧，入睡后消失。之后可慢慢发展为仅于肢体静止时出现，如看电视时或与别人交谈时，肢体突然出现不自主的颤抖，变换体位或运动时颤抖减轻或停止，因而称为静止性震颤。其另一个特点是具有节律性，震动的频率为每秒钟4～7次。患者典型主诉为："我的一只手经常抖动，越是放着不动越抖得厉害。遇到陌生人或激动的时候也抖得厉害，睡着了就不抖了。"

**肌强直**：检查者活动患者的肢体、颈部或躯干时，可觉察到有明显的阻力，这种阻力的增加呈现各方向均匀一致的特点，类似弯曲软铅管的感觉，故又称为"铅管样强直"。如果患肢同时有震颤，则有断续的停顿感，就像两个咬合的齿轮转动时的感觉。在疾病的早期，有时肌强直不易被察觉，患者主动活动一侧肢体，被动活动的患侧肢体肌张力会增加。

**姿势步态障碍**：姿势反射消失往往在疾病的中晚期出现，表现为患者不易维持身体的平衡，稍不平整的路面即有可能跌倒。患者典型的主诉为："我很怕自己一个人走路，别人稍一碰我或路上有个小石子都能把我绊倒，最近我摔了好几次，以至于我现在走路很小心。"

**非运动症状**：帕金森综合征患者除了震颤和行动迟缓等运动症状外，还可出现情绪低落、焦虑、睡眠障碍、认知障碍、唾液和皮脂腺分泌增多、汗液分泌增多或减少、直立性低血压等非运动症状。疲劳感也是其常见的非运动症状。患者典型的主诉为："我感觉身体很疲乏无力；情绪不好，总是高兴不起来；记性差，脑子反应慢。"近年来，抑郁、便秘和睡眠障碍等非运动症状也是帕金森综合征患者常见的主诉，其对患者生活质量的影响甚至超过运动症状。

## 二、养生防病

有研究资料表明，11月到下一年2月之间，帕金森综合征患者病情会加重，尤其是非运动症状更为显著，即使病情平稳的患者也常有反复，尤其是一年中最冷的大寒时节，病情加重更为明显。从中医的角度来看，一年四季，春天主肝、夏天主心、秋天主肺、冬天主肾。大寒是冬天的最后一个节气，其后则是立春，即冬春交接之时。大寒最冷，中医学认为"寒主收引"，即肌体僵硬，帕金森综合征患者就会肢体更加僵直。立春将至，肝主春，中医说"诸风掉眩，皆属于肝"，"掉"即震颤的样子，春气萌动，肝风潜在，即易发震颤。帕金森综合征患者多属于肝肾不足，肝肾阴虚，气血阴精亏虚，不能濡养筋脉，故而多发僵直震颤。韩景献教授认为，帕金森综合征以肝风内动为患，同时也与整体三焦气化失司密切相关。三焦是气血津液升降出入的通道，也是气、血、津液、精生化之所，同时五脏通过三焦气化相联系。只有三焦气化功能正常，气血津液升降出入的路径通畅，才能保证人体健康无病。大寒之际，应当滋肾阴以涵肝木，同时疏调三焦，补益气血，化痰降浊，以助筋脉濡养，从而达到预防震颤发生或加重的目的，可以选用膻中、中脘、气海、外关、足三里、血海等穴针刺或按摩。膻中穴为心包经募穴，八脉交会穴之气会，可疏调上焦之肺气。中脘穴为胃之募穴，八会穴之腑会，足三里穴为足阳明胃经穴，胃之下合穴，两穴相配可疏调中焦气机，补中益气，健脾和胃，化痰祛湿以息风。气海穴为任脉穴，肓之原穴，可总司诸气而利下焦。外关穴为手少阳三焦经络穴，又为八脉交会穴，通于阳维脉，可疏调三焦气机，调理心神。

从大寒到立春时节，帕金森综合征患者一定要注意避寒。此时，可以将外出活动时间适当延后，在日出后和黄昏前完成日常锻炼，以免受寒。中医学认为，春生、夏长、秋收、冬藏，天人相应，故人类要根据季节变化适当调节自己的生活，顺应自然规律。外出运动时也要注意避免汗出太多，扰动阳气，触冒风寒之邪。

帕金森综合征患者以老年人居多，身体较为虚弱，对于寒冷天气的耐受性较差且反应迟钝，因此应该适量增加衣物，注意保暖，但厚重的衣服易使患者产生明显的压迫感，建议以穿柔软轻便又保暖的衣物为宜。由于身体僵直、动作缓慢、姿势不稳，很多帕金森综合征患者在受外力碰撞时很难保持平衡，常有跌倒的经历，尤其是遇到雪天，如果要外出更需谨慎，做好防跌倒措施，最好是避免外出。另外，对于帕金森综合征患者而言，适时适度调节治疗措施和康复手段，对于疾病防治和日常生活质量改善都有很大好处。现代研究证明，运动疗法对帕金森综合征是一项有效的辅助疗法，与药物治疗合理并用，不仅可改善患者的整体功能，还可预防疾病的继发性损害，在一定程度上推迟疾病的发展。患者居家时可训练手功能和日常生活技能，特别是洗脸、梳头、进食、穿衣、扣纽扣等实用技能，也可选择编织、使用打字机和电脑键盘等训练方法。

合理的膳食对帕金森综合征患者的防治也十分重要。饮食太荤或太素都不利于患者对营养的摄取，故要荤素兼顾，粗细搭配。在临床实践中，大部分患者及其家属对饮食不合理可能成为帕金森综合征的风险因素认识不足，如不知晓进食动物脂肪、乳制品可增加患帕金森综合征的风险。由于帕金森综合征自身症状及抗帕金森综合征药物的不良反应均可影响患者的营养状态，进一步加速疾病的进展，加重疾病程度，因此做好患者的饮食管理，可以提高患者的治疗效果及生存质量。患者在营养方面应注意蛋白质的摄入。食物中的蛋白质会影响左旋多巴的吸收，因此一天中的高蛋白饮食应尽量安排在晚餐。

此外，冬季天气干燥，蔬菜品种有所减少，摄入充足的水分对帕金森综合征患者身体的新陈代谢有利，而且还能改善便秘，促进肠道蠕动。不饱和脂肪酸有神经保护、抗氧化、抗炎作用，可以预防或减轻患帕金森综合征的风险，因此，鼓励患者多食橄榄、坚果、花生、豆类等食物。另外，有相关报道表明，喝咖啡、饮酒、喝茶等可降低患帕金森综合征风险，故患者可结合自身的习惯与爱好，适量适时地饮用，并密切关注自身的变化。

情绪管理对帕金森综合征患者的防治也十分重要。帕金森综合征患者常伴有情绪障碍，焦虑和抑郁是其最主要表现。抑郁是帕金森综合征患者较为确定的运动症状期前症状，常见症状有淡漠、反应减慢、注意力缺乏、快感减少、焦虑及易激惹，自我痛苦感明显。现代研究表明，积极的心理干预可减轻帕金森综合征患者的抑郁情绪，如有的患者通过记录每天生活中的3件好的事情，发现自己并没有想象中的那么悲惨；有的患者通过回忆自己过去生活中点滴、细小的事物，并享受这些生活细节中的乐趣，发现还有很多自己感兴趣的事情等。同时，通过这样的心理干预，还能改善患者的认知功能，刺激和锻炼脑细胞的活力。大寒时节正值新春佳节，此刻患者更需要心理上的关怀，因而可以利用这段时间积极采取措施，让患者参与进来，调动患者的主动性与积极性。

《吕氏春秋·尽数》曰："天生阴阳寒暑燥湿，四时之化，万物之变，莫不为利，莫不为害。圣人察阴阳之宜，辨万物之利，以便生，故精神安乎形，而寿长焉。"就是说，顺应自然规律并非被动地适应，而应采取积极主动的态度，不能盲目效仿，而要根据当时的环境以及自身条件来决定饮食起居。

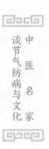

大寒十二月中坐功图

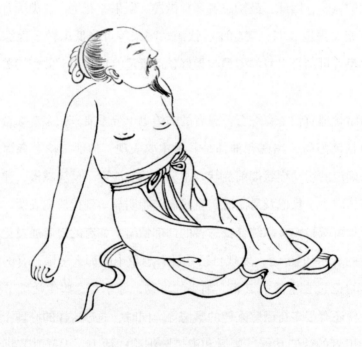

- 运：主厥阴初气。
- 时：配足太阴脾湿土。
- 坐功：每日子、丑时，两手向后，踞床跪坐，一足直伸，一足用力，左右各三五度，叩齿，漱咽，吐纳。
- 治病：经络蕴积诸气，舌根强痛、体不能动摇或不能卧、强立、股膝内肿、尻阴臑腑足皆痛、腹胀肠鸣、飧泄不化、足不收行、九窍不通、足胕肿若水胀。

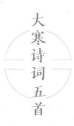

## 终南望余雪

（唐）祖咏

终南阴岭秀，积雪浮云端。
林表明霁色，城中增暮寒。

## 瑞鹧鸪

（北宋）晏殊

江南残腊欲归时。有梅红亚雪中枝。一夜前村、间破瑶英拆，端的千花冷未知。

丹青改样匀朱粉，雕梁欲画犹疑。何妨与向冬深，密种秦人路，夹仙溪。不待夭桃客自迷。

## 鹧鸪天

（北宋）晏几道

晓日迎长岁岁同。太平箫鼓间歌钟。云高未有前村雪，梅小初开昨夜风。
罗幕翠，锦筵红。钗头罗胜写宜冬。从今屈指春期近，莫使金尊对月空。

## 忆王孙·冬词

（北宋）李重元

彤云风扫雪初晴。天外孤鸿三两声。独拥寒衾不忍听。月笼明。窗外梅花瘦影横。

## 白梅

（元）王冕

冰雪林中著此身，不同桃李混芳尘。
忽然一夜清香发，散作乾坤万里春。

# 中药名诗词（24首）

（南朝）沈约

## 奉和竟陵王药名诗

丹草秀朱翘，重台架危岊。木兰露易饮，射干枝可结。
阳隰采辛夷，寒山望积雪。玉泉亟周流，云华乍明灭。
合欢叶暮卷，爵林声夜切。垂景迫连桑，思仙慕云埒。
荆实剖丹瓶，龙刍汗奔血。别握乃夜光，盈车非玉屑。
细柳空葳蕤，水萍终委绝。黄符若可拪，长生永昭晳。

（唐）张籍

## 答鄱阳客药名诗

江皋岁暮相逢地，黄叶霜前半夏枝。
子夜吟诗向松桂，心中万事喜君知。

（唐）白居易

## 眼病二首其二

眼藏损伤来已久，病根牢固去应难。
医师尽劝先停酒，道侣多教早罢官。
案上漫铺龙树论，盒中虚捻决明丸。
人间方药应无益，争得金篦试刮看。

（唐）陆龟蒙

## 药名离合夏日即事三首其一

乘屐著来幽砌滑，石罂煎得远泉甘。
草堂只待新秋景，天色微凉酒半酣。

## 药名离合夏日即事三首其二

避暑最须从朴野，葛巾筠席更相当。
归来又好乘凉钓，藤蔓阴阴著雨香。

## 药名离合夏日即事三首其三

窗外晓帘还自卷，柏烟兰露思晴空。
青箱有意终须续，断简遗编一半通。

（北宋）陈亚

## 登湖州销暑楼

重楼肆登赏，岂羡石为廊。
风月前湖近，轩窗半夏凉。
曾青识渔浦，芝紫认仙乡。
却恐当归阙，灵仙为别伤。

## 生查子·药名闺情

相思意已深，白纸书难足。字字苦参商，故要槟郎读。
分明记得约当归，远至樱桃熟。何事菊花时，犹未回乡曲。

## 生查子·药名寄章得象陈情

朝廷数擢贤，旋占凌霄路。自是郁陶人，险难无移处。
也知没药疗饥寒，食薄何相误。大幅纸连粘，甘草归田赋。

## 生查子

小院雨余凉，石竹风生砌。罢扇尽从容，半下纱厨睡。
起来闲坐北亭中，滴尽真珠泪。为念婿辛勤，去折蟾宫桂。

（北宋）王安石

## 和微之药名劝酒

赤车使者锦帐郎，丛客珂马留闲坊。紫芝眉宇倾一坐，笑语但闻鸡舌香。
药名劝酒诗实好，陟厘为我书数行。真珠的皪鸣槽床，金罂琥珀正可尝。
史君子细看流光，莫惜觅醉衣淋浪，独醒至死诚可伤。欢华易尽悲酸早，
人间没药能医老。寄言歌管众少年，趁取乌头未白前。

（北宋）黄庭坚

## 荆州即事药名诗八首其一

四海无远志，一溪甘遂心。
牵牛避洗耳，卧著桂枝阴。

## 荆州即事药名诗八首其二

前湖后湖水，初夏半夏凉。
夜阑乡梦破，一雁度衡阳。

## 荆州即事药名诗八首其三

千里及归鸿，半天河影东。
家人森户外，笑拥白头翁。


## 荆州即事药名诗八首其四

天竺黄卷在，人中白发侵。
客至独扫榻，自然同此心。


## 荆州即事药名诗八首其五

垂空青幕六，一一排风开。
石友常思我，预知子能来。


## 荆州即事药名诗八首其六

幽涧泉石绿，闭门闻啄木。
运柴胡奴归，车前挂生鹿。


## 荆州即事药名诗八首其七

雨如覆盆来，平地没牛膝。
回望无夷陵，天南星斗湿。


## 荆州即事药名诗八首其八

使君子百姓，请雨不旋复。
守田意饱满，高壁挂龙骨。

## 更漏子·余甘汤

庵摩勒，西土果。霜后明珠颗颗。凭玉兔，捣香尘。称为席上珍。

号余甘，争奈苦。临上马时分付。管回味，却思量。忠言君试尝。

（北宋）陈璀

## 减字木兰花

世间药院。只爱大黄甘草贱。急急加工。更靠硫黄与鹿茸。

鹿茸吃了。却恨世间凉药少。冷热平均。须是松根白茯苓。

（南宋）扬无咎

## 清平乐·熟水

开心暖胃。最爱门冬水。欲识味中犹有味。记取东坡诗意。

笑看玉笋双传。还思此老亲煎。归去北窗高卧，清风不用论钱。

（南宋）辛弃疾

## 定风波·用药名招婺源马荀仲游雨岩马善医

山路风来草木香。雨余凉意到胡床。泉石膏肓吾已甚。多病。提防风月费篇章。

孤负寻常山简醉。独自。故应知子草玄忙。湖海早知身汗漫。谁伴。只甘松竹共凄凉。

## 定风波·再和前韵药名

仄月高寒水石乡。倚空青碧对禅房。白发自怜心似铁。风月。使君子细与平章。

平昔生涯筇竹杖。来往。却惭沙鸟笑人忙。便好剩留黄绢句。谁赋。银钩小草晚天凉。